中风针刺手册

张丫丫 著

西北大学出版社
·西安·

图书在版编目(CIP)数据

中风针刺手册 / 张丫丫著. -- 西安：西北大学出版社，2025.8. -- ISBN 978-7-5604-5731-4

Ⅰ. R246.6-62

中国国家版本馆CIP数据核字第2025RG1731号

中风针刺手册

ZHONGFENG ZHENCI SHOUCE

著　　者	张丫丫
出版发行	西北大学出版社
地　　址	西安市太白北路229号
邮　　编	710069
电　　话	029-88303310
网　　址	http://nwupress.nwu.edu.cn
电子邮箱	xdpress@nwu.edu.cn
经　　销	全国新华书店
印　　装	陕西瑞升印务有限公司
开　　本	787mm×1092mm　1/16
印　　张	9.5
字　　数	130千字
版　　次	2025年8月第1版　2025年8月第1次印刷
书　　号	ISBN 978-7-5604-5731-4
定　　价	50.00元

本版图书如有印装质量问题，请拨打电话029-88302966予以调换。

前　言

中风，作为一种发病率高、致残率高、复发率高的疾病，严重威胁着人类的健康和生活质量，给患者家庭和社会带来了沉重的负担。中医认为，中风以"风、火、痰、瘀、虚"为病理基础，核心病机是"窍闭神匿，神不导气"。在漫长的医学实践中，针刺疗法以其独特的优势，在中风的防治中发挥着不可替代的作用。

基于多年的临床实践与理论研究，作者深知中风的复杂性和针刺治疗的重要性。为了让更多人系统了解针刺治疗中风的相关知识，提高针刺治疗中风的疗效，作者精心编写了这本《中风针刺手册》。

本书系统论述了中风的病因病机，深入探讨和阐述了针刺治疗中风的介入时机、选穴配伍、针刺工具、针刺手法，以及针刺联合其他疗法治疗中风的方法、中风伴随病症的针刺方法。同时，重点总结和分析了针刺防治中风的机制，整理和筛选了中风的针刺治疗方案。

本书可供广大中医、中西医结合医务工作者，以及相关科研人员、中医院校学生及中医爱好者阅读和参考。希望通过本书的出版，能为推动针刺治疗中风的发展贡献一份力量。

由于本人学识有限，书中难免存在不足之处，恳请各位读者批评指正。

张丫丫

2025 年 4 月 15 日

目 录

第一章　中风的发病机制 ……………………………………………………1
　　第一节　中风的病因病机 ……………………………………………2
　　第二节　中风的诊断与鉴别诊断 ……………………………………5
　　第三节　中风的辨证备要 ……………………………………………6
　　第四节　中风的辨证论治 ……………………………………………7

第二章　针刺治疗中风的机制研究 …………………………………………13
　　第一节　针刺治疗中风溯源 …………………………………………13
　　第二节　针刺治疗中风机制的现代研究 ……………………………14

第三章　针刺治疗中风的时机选择 …………………………………………18
　　第一节　缺血性中风的针刺时机 ……………………………………18
　　第二节　出血性中风的针刺时机 ……………………………………19
　　第三节　针刺治疗中风的时辰选择 …………………………………21
　　第四节　针刺对心脑梗死、脑心综合征急性期的治疗作用 ………26
　　第五节　中风针刺时机与疗效关系的评价 …………………………27

第四章　中风针刺技术 ………………………………………………………29
　　第一节　毫针技术 ……………………………………………………30
　　第二节　头针技术 ……………………………………………………32
　　第三节　耳针技术 ……………………………………………………39
　　第四节　腹针技术 ……………………………………………………42
　　第五节　眼针技术 ……………………………………………………45
　　第六节　手针技术 ……………………………………………………46
　　第七节　腕踝针技术 …………………………………………………50
　　第八节　三棱针技术 …………………………………………………55
　　第九节　皮内针技术 …………………………………………………61

第十节　火针技术······64
　　第十一节　皮肤针技术······67
　　第十二节　芒针技术······72
　　第十三节　鍉针技术······75
　　第十四节　穴位注射技术······78
　　第十五节　埋线技术······81
　　第十六节　平衡针技术······85
　　第十七节　醒脑开窍技术······88
　　第十八节　靳三针技术······91
　　第十九节　电针技术······95
　　第二十节　贺氏三通技术······99
　　第二十一节　浮针技术······102
　　第二十二节　电热针技术······105

第五章　中风相关症状的常用针刺穴位······110
　　第一节　神　昏······110
　　第二节　眩　晕······111
　　第三节　言语謇涩······113
　　第四节　吞咽困难······115
　　第五节　震颤麻痹······117
　　第六节　半身不遂······119
　　第七节　便　秘······122
　　第八节　排尿困难······124

第六章　针刺与他法联用治疗中风······126
　　第一节　针刺与中药联用······126
　　第二节　针刺与西药联用······128
　　第三节　针刺与按摩、运动疗法联用······131
　　第四节　针刺与气功、心理疗法联用······134

第七章　中风针刺治疗方案名家经验选······138
参考文献······146

第一章　中风的发病机制

中风，又称卒中，是以半身不遂、肌肤不仁、口舌歪斜、言语不利，甚则突然昏仆、不省人事为主要表现的病证。因其发病骤然，变化迅速，有"风性善行而数变"的特点，故名中风。中风发病率高、病死率高、致残率高，严重危害中老年人的健康。西医学中急性缺血性脑卒中和急性出血性脑卒中等属本病范畴。

春秋战国时期，有关本病始称"仆击""偏枯""薄厥""大厥"，认为本病发生与虚邪外袭、膏粱饮食、情绪失控等有关。如《灵枢经·刺节真邪》云："虚邪偏容于身半……发为偏枯。"《素问·通评虚实论》云："凡治消瘅仆击，偏枯痿厥，……甘[守]肥贵人，则膏粱之疾也。"其病机乃"血之与气并走于上"所致，预后多不良。如《素问·调经论》云："血之与气并走于上，则为大厥，厥则暴死，气复反则生，不反则死。"

东汉时期，张仲景所著《金匮要略·中风历节病脉证并治》始有"中风"病名及其专篇，对中风的病因病机、临床特征、诊断和治疗有了较为深入的论述。就病因学发展而言，唐宋以前，多以"内虚邪中"立论。

唐宋以后，对中风的病因认识有了较大的突破，以"内风"立论。如刘河间在《素问玄机原病式·六气为病（四）火类》中力主"心火暴甚"，李东垣在《医学发明·中风有三》中认为"正气自虚","凡人年逾四旬,气衰之际,或因忧喜愤怒伤其气者,多有此疾",朱丹溪在《丹溪心法·论中风》中主张"湿土生痰,痰生热,热生风也",王履在《医经溯洄集·中风辨》中提出"因于风者,真中风也。因于火、因于气、因于湿者,类中风"。延至明清,张介宾在《景岳全书·非风》中明确提出"中风非风"说,认为中风乃"内伤积损"所致。李中梓在《医宗必读·卷六》中首次将中风重证分为闭证和脱证。清代医家叶天士明确以"内风"立论,提出滋阴息风、滋阴潜阳及开闭、固脱等法;王清任提出"气虚血瘀"病因病机,创立补阳还五汤治疗中风偏瘫,至今仍为临床常用方剂。

近代医家张伯龙、张山雷、张锡纯进一步认识到中风的发生主要是肝阳化风、气血上逆、直冲犯脑。当代对中风的诊断、治疗、康复、预防等方面逐步形成了较为规范的方法,疗效也有了较大提高。

第一节　中风的病因病机

中风的发生主要因内伤积损、情志过极、饮食不节、劳欲过度等引起肝阳暴张,或痰热内生,或气虚痰湿,进而引起内风旋动,气血逆乱,横窜经脉,直冲犯脑,导致血瘀脑脉或血溢脉外,发为中风。中风的病因病机演变见图1-1。

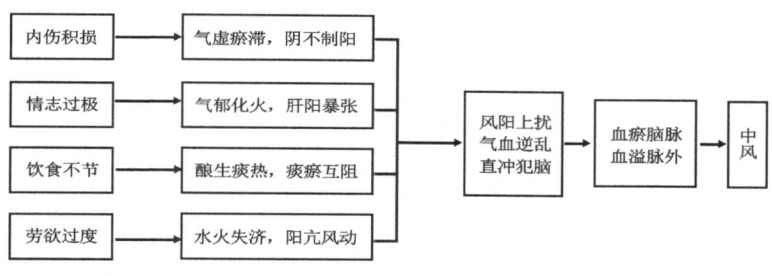

图 1-1 中风的病因病机演变

（1）内伤积损　年老体弱，正气自虚，或久病迁延，或恣情纵欲，或劳逸失度，损伤五脏之气阴，气虚则无力运血，脑脉瘀滞；阴虚则不能制阳，内风动越，突发本病。

（2）情志过极　七情所伤，肝气郁结，气郁化火，或暴怒伤肝，肝阳暴张，内风动越，或心火暴甚，风火相扇，血随气逆，引起气血逆乱，上冲犯脑，血瘀脑脉或血溢脉外而发为中风，尤以暴怒引发本病者最为多见，即《素问·生气通天论》所谓"大怒则形气绝，而血菀于上，使人薄厥"。

（3）饮食不节　过食肥甘厚味、辛辣刺激或饮酒过度，伤及脾胃，酿生痰热，痰瘀互阻，积热生风，导致脑脉瘀滞而发中风。

（4）劳欲过度　烦劳过度，恣情纵欲，耗气伤阴致使阳气暴张，气血上逆，壅阻清窍，而致血瘀脑脉或血溢脉外，发为中风。或房劳伤肾，肾水不济，引动心火，阳亢风动而致中风。

中风在一年四季均可发生，但与季节变化有关。入冬猝然变冷，寒邪入侵，可影响血脉运行。《素问·调经论》谓"寒独留，则血凝泣，凝则脉不通"，是以容易引发中风。现代研究发现，寒冷等环境因素也是导致中风高发的诱因，即古人所谓中风之"外因"，但从临床来看，中风以"内因"为主。

中风的主要病机概而论之，有风、火（热）、痰、瘀、虚五端，在一定条件下相互影响、相互转化，引起内风旋动，气血逆乱，横窜经脉，直冲犯脑，导致血瘀脑脉或血溢脉外而发中风。风痰入络，血随气逆，横窜经脉，瘀阻脑脉，则发中风，甚则阳极化风，风火相扇，气血逆乱，直冲犯脑，血溢脉外，神明不清，可致中风神昏。此外，气虚而无力帅血，导致血液留滞不行，血瘀脑脉而发中风，即所谓"虚气留滞"；阴虚则不能制阳，内风动越，上扰清窍，也发本病。在临床上，五端之间常互相影响，或兼见或同病，如气虚与血瘀并存、痰浊与瘀血互结等。

中风的病变部位在脑，涉及心、肝、脾、肾等多个脏腑。中风急性期以半身不遂、口舌歪斜、肌肤不仁为主症而无神昏者，为病在经络，伤及脑脉，病情较轻；初起即见神志昏蒙或谵语者，为病入脏腑，伤及脑髓，病情较重。若起病时神清，但三五日内病情逐渐加重，出现神志昏蒙或谵语者，则是病从经络深入脏腑，病情由轻转重。反之亦然。然而，若风阳痰火，上冲于脑，导致气血逆乱，蒙蔽清窍，则见猝然昏倒、不省人事、肢体拘急等中脏腑之闭证；若风阳痰火炽盛，耗灼阴精，阴损及阳，阴竭阳亡，阴阳离决，则出现口开目合、手撒肢冷、气息微弱等中脏腑之脱证。这些都是中风的重证，可危及患者生命。

中风的病机演变常见于本虚标实之间。急性期以风、火（热）、痰、瘀为主，常见风痰上扰、风火相扇、痰瘀互阻、气血逆乱等"标"实之象。恢复期及后遗症期则以虚中夹实为主，多见气虚血瘀、阴虚阳亢，或血少脉涩、阳气衰微等"本"虚之征。通常情况下，若病情由实转虚，为病情趋于稳定；若病情由虚转实，常见外感或复中之证，则提示病情波动或加重。

此外，中风后可因气郁痰阻而出现情绪低落、寡言少语等郁证之象，也可因元神受损而并发智能缺损或神呆不慧、言辞颠倒等中风神呆表现，还可因风阳内动而出现发作性抽搐、双目上视等痫证表现。凡此种种，都是中风的并病或变证。

第二节 中风的诊断与鉴别诊断

一、中风的诊断

1. 中风的中医诊断

（1）以猝然昏仆、不省人事、半身不遂、口舌歪斜为主症，病轻者可无昏仆而仅见口舌歪斜及半身不遂等症。

（2）一般急性起病，渐进加重。发病前多有情志失调、饮食不节或劳累等诱因。

（3）发病前常有先兆症状，如眩晕、头痛、耳鸣，或一过性言语不利或肢体麻木、视物昏花，一日内发作数次，或几日内多次发作。

（4）发病年龄多在 40 岁以上。

头部计算机体层成像（computed tomography，CT）、磁共振成像（magnetic resonance imaging，MRI），可明确本病诊断。

中风根据病情程度，可分为中经络和中脏腑；根据病程时间，可分为急性期（发病后 2 周以内，中脏腑可至 1 个月）、恢复期（2 周到 6 个月）和后遗症期（6 个月以上）。

2. 中风的西医诊断

（1）缺血性脑卒中（脑梗死）诊断要点　①急性起病，可以追溯到发病的具体时间或正常时间（睡眠中起病）；②局灶性神经功能缺失（一侧面部或肢体无力或麻木、语言障碍、视觉障碍等），少数可为全面性神经功能缺失；③影像学显示有缺血性病灶，或症状、体征持续 24 小时以上；④排除非血管性病因；⑤头部 CT、MRI 排除脑出血。

（2）出血性脑卒中诊断要点　①脑出血：突发局灶性神经功能缺失或头痛、呕吐、不同程度意识障碍；头部 CT、MRI 显示脑内出血病灶；排除其他病因导致的继发性或外伤性脑出血。②蛛网膜下腔出血：突发剧烈头痛，可伴恶心、呕吐、肢体抽搐或不同程度意识障碍，脑膜刺激征阳性；头部 CT、MRI 或腰椎穿刺证实蛛网膜下腔有血性脑脊液；临床或辅助检查证实有与本次出血相关的病因或原因不明，排除其他病因导致的继发性或外伤性蛛网膜下腔出血。

二、鉴别诊断

(1) 口僻　以口眼歪斜、口角流涎、言语不清为主症，常伴外感表证或耳背疼痛，并无半身不遂、口舌歪斜等症，不同年龄均可罹患。

(2) 厥证　昏仆不省人事时间一般较短，多伴有面色苍白、四肢逆冷，一般移时苏醒，醒后无半身不遂、口舌歪斜、言语不利等症。

(3) 痉证　以四肢抽搐、颈项强直，甚至角弓反张为特征，甚至昏迷，但无半身不遂、口舌歪斜、言语不利等症状。

(4) 痿证　一般起病缓慢，多表现为双下肢痿躄不用，或四肢肌肉萎缩、痿软无力，与中风之半身不遂不同。

第三节　中风的辨证备要

一、辨证要点

(1) 辨中经络与中脏腑　见表 1-1。

表 1-1　中经络与中脏腑辨别表

项目	中经络	中脏腑
症状特征	半身不遂，肌肤不仁，口舌歪斜	
神志表现	不伴神志昏蒙或神志恍惚	伴有神志昏蒙或神志恍惚
病变部位	病位较浅	病位较深
病情程度	病情较轻	病情较重

(2) 辨闭证与脱证　见表 1-2。

表 1-2　闭证与脱证辨别表

项目	闭证	脱证
病性	邪闭于内，多为实证	阳脱于外，多为虚证
症状、舌、脉	神志昏蒙，牙关紧闭，肢体强痉 阳闭：兼面赤身热，口臭气粗，躁扰不宁，舌红苔黄腻，脉弦滑数 阴闭：兼面白唇暗，四肢不温，静卧不烦，痰涎壅盛，舌淡苔黄腻，脉沉滑或缓	昏愦不语，目合口张，肢体松懈，手撒遗尿，鼻鼾息微，汗多肢冷，舌痿，脉微欲绝

(3) 辨顺势与逆势　中风急性期中脏腑者有顺势和逆势之象。起病即中脏腑，或突然神昏、四肢抽搐不已，或背腹骤然灼热而四肢发凉，甚至手足厥逆，或见戴阳及呕血，均属逆象，病情危重，预后不良。若神志转清，病情由中脏腑向中经络转化，病势为顺，预后多好。

中风恢复期之后，仍有半身不遂、偏身麻木、言语不利、口舌㖞斜等症，均属中风后遗症范畴，多为虚实夹杂证。若渐而痴呆，或阵发癫痫，或抑郁不解等，则为中风继发症或并发症。

第四节　中风的辨证论治

一、中经络

（一）风痰入络

临床表现：肌肤不仁，甚则半身不遂，口舌㖞斜，言语不利，或謇涩或不语。平素头晕、目眩。舌质暗淡，苔白腻，脉弦滑。

证机概要：脉络空虚，风痰乘虚入中，气血闭阻。

治法：息风化痰，活血通络。

代表方：半夏白术天麻汤合桃仁红花煎加减。前方化痰息风，补脾燥湿；

后方活血化瘀，行气散结。

常用药：半夏、茯苓、陈皮、甘草补脾益气；白术燥湿化痰；桃仁、红花逐瘀行血；香附、青皮、延胡索理气行血；天麻平息内风；生姜、大枣调和营卫。

加减：便秘，加大黄、黄芩、栀子清热通便，或合星蒌承气汤加减；烦躁不安，失眠，口干，加生地黄、沙参、夜交藤养阴安神；痰涎壅盛，口渴不语，半身不遂，用真方白丸子以化痰通络。

（二）风阳上扰

临床表现：半身不遂，肌肤不仁，口舌歪斜，言语謇涩，或舌强不语。平素急躁易怒，头痛，眩晕耳鸣，面红目赤，口苦咽干，尿赤，便干。舌质红或红绛，苔薄黄，脉弦有力。

证机概要：肝阳化风，风阳上扰，横窜经络。

治法：清肝泻火，息风潜阳。

代表方：天麻钩藤饮。

常用药：天麻、钩藤平肝息风；珍珠母、石决明镇肝潜阳；桑叶、菊花、夏枯草清肝泻热；黄芩、栀子清肝泻火；牛膝活血化瘀，引气血下行。

加减：头痛较重，加羚羊角、夏枯草以清肝息风；急躁易怒明显，加牡丹皮、生白芍清泻肝火；便秘不通，加生大黄、玄参清热通便；下肢重滞，加杜仲、桑寄生补益肝肾；夹有痰浊，胸闷，恶心，苔腻，加胆南星、郁金。

（三）阴虚风动

临床表现：半身不遂，一侧手足沉重麻木，口舌歪斜，舌强语謇。平素头晕头痛，耳鸣目眩，双目干涩，腰酸腿软，急躁易怒，少眠多梦。舌质红绛或暗红，苔少或无，脉细弦或细弦数。

证机概要：肝肾亏虚，风阳内动，上扰清窍。

治法：滋养肝肾，潜阳息风。

代表方：镇肝息风汤。

常用药：天麻、钩藤平肝息风；白芍、天冬、玄参、枸杞子滋阴柔肝息风；龙骨、牡蛎、龟甲、代赭石镇肝潜阳；牛膝、当归活血化瘀，且引血下行。

加减：痰盛，去龟甲，加胆南星、竹沥清热化痰；心烦失眠，加黄连、莲子心、栀子、首乌藤清热除烦；头痛重，加生石决明、珍珠母、夏枯草、川芎镇肝止痛，或加地龙、全蝎以通窍活络。

二、中脏腑

（一）闭证

1. 痰热腑实

临床表现：平素头痛眩晕，心烦易怒。突然发病，半身不遂，口舌歪斜，舌强语謇或不语，神志欠清或昏糊，肢体强急，痰多而黏，伴腹胀、便秘。舌质暗红，或有瘀点、瘀斑，苔黄腻，脉弦滑或弦涩。

证机概要：痰热阻滞，风痰上扰，腑气不通。

治法：通腑泄热，息风化痰。

代表方：桃仁承气汤。

常用药：桃仁、大黄、芒硝、枳实通腑泄热，凉血化瘀；胆南星、黄芩、全瓜蒌清热化痰；桃仁、红花、牡丹皮凉血化瘀；牛膝引气血下行。

加减：头痛、眩晕严重，加钩藤、菊花、珍珠母平肝降逆；烦躁不安，彻夜不眠，口干，舌红，加生地黄、沙参、夜交藤养阴安神。

2. 痰火瘀闭

临床表现：突然昏仆，不省人事，牙关紧闭，口噤不开，两手握固，大小便闭，肢体强痉，面赤身热，气粗口臭，躁扰不宁。苔黄腻，脉弦滑而数。

证机概要：肝阳暴张，阳亢风动，痰火壅盛，气血上逆，神窍闭阻。

治法：息风清火，豁痰开窍。

代表方：羚角钩藤汤，另服至宝丹或安宫牛黄丸以清心开窍。

常用药：羚羊角（或山羊角）、钩藤、珍珠母、石决明平肝息风；胆南星、竹沥、半夏、天竺黄、黄连清热化痰；石菖蒲、郁金化痰开窍。

加减：痰热阻于气道，喉间痰鸣辘辘，服竹沥水、猴枣散豁痰镇惊；肝火旺盛，面红目赤，脉弦劲有力，加龙胆草、栀子、夏枯草、代赭石、磁石等清肝镇摄之品；腑实热结，腹胀便秘，苔黄厚，加生大黄、桃仁、赤芍、延胡索、枳实；痰热伤津，舌质干红，苔黄糙者，加沙参、麦冬、石斛、生地黄。

3. 痰浊瘀闭

临床表现：突然昏仆，不省人事，牙关紧闭，口噤不开，两手握固，肢体强痉，大小便闭，面白唇暗，静卧不烦，四肢不温，痰涎壅盛。苔白腻，脉沉滑缓。

证机概要：痰浊偏盛，上壅清窍，内蒙心神，神机闭塞。

治法：化痰息风，宜郁开窍。

代表方：涤痰汤，另用苏合香丸宜郁开窍。

常用药：半夏、茯苓、橘红、竹茹化痰；郁金、丹参、石菖蒲、胆南星活血豁痰开窍；僵蚕息风化痰。

加减：动风，加天麻、钩藤平息内风；有化热之象，加黄芩、黄连、丹参；见戴阳证者，属病情恶化，急进参附汤、白通加猪胆汁汤救治。

（二）脱证

临床表现：突然昏仆，不省人事，目合口张，肢体软瘫，鼻鼾息微，肢冷汗多，二便自遗。舌质萎，脉细弱或脉微欲绝。

证机概要：正不胜邪，元气衰微，阴阳欲绝。

治法：回阳救逆，益气固脱。

代表方：参附汤合生脉散加减。前方回阳益气救脱；后方益气养阴。

常用药：人参、附子、干姜补气回阳；五味子、山茱萸滋阴敛阳。

加减：汗出不止，加炙黄芪、生龙骨、煅牡蛎益气收敛固涩；舌干，脉微者，加玉竹、黄精救阴护津。面赤足冷，虚烦不安，脉极弱或突然脉大无根，是由于真阴亏损，阳无所附，而出现虚阳上浮欲脱之证，用地黄饮子，或参附注射液或生脉注射液静脉滴注。

三、恢复期和后遗症期

中风急性阶段经积极治疗，神志渐清，痰火渐平，风退瘀除，饮食稍进，渐入恢复期。恢复期和后遗症期有半身不遂、口歪、语言謇涩或失声等症状，也有郁病、痴呆等并发症，仍须积极进行康复治疗和训练。针刺与药物治疗并进可以提高疗效。药物治疗根据病情可采用标本兼顾或先标后本之法。

（一）风痰瘀阻

临床表现：舌强语謇或失语，口舌歪斜，半身不遂，肢体麻木。舌质紫暗或有瘀斑，苔滑腻，脉弦滑或涩。

证机概要：风痰阻络，气血运行不利。

治法：搜风化痰，行瘀通络。

代表方：解语丹。

常用药：天麻、胆南星、天竺黄、半夏、陈皮息风化痰；地龙、僵蚕、全蝎疏风通络；远志、石菖蒲化痰宣窍；豨莶草、桑枝、鸡血藤、丹参、红花祛风活血通络。

加减：痰热偏盛，加全瓜蒌、竹茹、川贝母清化热痰；肝阳上亢，头晕头痛，面赤，舌质红，苔黄，脉弦劲有力，加钩藤、石决明、夏枯草平肝息风潜阳；咽干口燥，加天花粉、天冬养阴润燥。

（二）气虚络瘀

临床表现：偏枯不用，肢软无力，面色萎黄。舌质淡紫或有瘀斑，苔薄白，脉细涩或细弱。

证机概要：气虚血滞，脉络瘀阻。

治法：益气养血，化瘀通络。

代表方：补阳还五汤。

常用药：黄芪以补气养血；桃仁、红花、赤芍、当归养血活血，化瘀通经；地龙、牛膝引血下行兼以通络。

加减：血虚甚，加枸杞子、首乌藤补血；肢冷，阳失温煦，加桂枝温经通脉；腰膝酸软，加续断、桑寄生、杜仲壮筋骨，强腰膝。

（三）肝肾亏虚

临床表现：半身不遂，患肢僵硬拘挛变形，舌强不语，或偏瘫，肢体肌肉萎缩。舌质红，脉细，或舌质淡红，脉沉细。

证机概要：肝肾亏虚，阴血不足，筋脉失养。

治法：滋养肝肾。

代表方：左归丸合地黄饮子加减。前方功专填补肝肾真阴；后方滋肾阴，补肾阳，开窍化痰。

常用药：干地黄、何首乌、枸杞子、山茱萸补肾益精；麦冬、石斛养阴生津；当归、鸡血藤养血和络。

加减：腰酸腿软较甚，加杜仲、桑寄生、牛膝补肾壮腰；肾阳虚，加巴戟天、肉苁蓉补肾益精，加附子、肉桂引火归原；夹有痰浊，加石菖蒲、远志、茯苓化痰开窍。

第二章　针刺治疗中风的机制研究

现代医学针对中风的治疗手段多样，涵盖药物治疗、手术治疗及康复治疗等。虽说这些方法在一定程度上改善了患者的预后状况，但依旧存在不少局限，像药物的不良反应、手术的高风险性，还有康复治疗面临的效果瓶颈等问题。针刺，作为传统中医疗法的重要组成部分，在中风治疗方面拥有源远流长的历史。

第一节　针刺治疗中风溯源

早在《黄帝内经》中，便有诸多关于针刺治疗中风相关病症的记载，如《灵枢经·热病》记载："偏枯，身偏不用而痛，言不变，志不乱，病在分腠之间，巨针取之，益其不足，损其有余，乃可复也。"这为后世针刺治疗中风奠定了理论基础。

唐代医家孙思邈在《备急千金要方》里记载了丰富的中风针灸治疗经验。他重视头部穴位在中风治疗中的应用，认为针刺头部穴位可直接作用于脑，调节脑部气血运行，改善中风症状。

明代医家楼英在《医学纲目》中对中风因进行深入探讨，认为中风多因气血逆乱所致。在针刺治疗方面，他主张依据经络气血的盛衰进行选穴。

对于经络气血阻滞明显的患者，着重选取四肢远端的穴位，通过疏通经络，使气血恢复通畅，从而缓解中风症状。其理论丰富了针刺治疗中风的经络辨证体系。

明清时期，张景岳在《景岳全书》中指出，中风乃"内伤积损"所致，在针刺治疗上，主张根据患者的虚实情况进行辨证选穴。对于虚证，多采用补法针刺，以培补元气；对于实证则运用泻法，疏通经络气血。这种因人而异的针刺治疗理念，对后世影响深远。此外，《针灸大成》由明代杨继洲编纂，其全面总结了明代以前的针灸学成就。书中对中风的针灸治疗方法进行了系统整理，记载了大量针对中风不同症状的穴位配伍及针刺手法，为临床实践提供了详细的操作指南。

清代王清任则从气血理论出发，在《医林改错》中提出中风是由于元气亏虚、瘀血阻滞脑络所致。他创新性地运用活血化瘀的针刺方法，选取一些具有活血化瘀功效的穴位，如膈俞、血海等，配合补气穴位，通过改善脑部血液循环，治疗中风后遗症，为中风的针刺治疗开辟了新的方向。

第二节　针刺治疗中风机制的现代研究

大量现代临床实践也充分表明，针刺能够显著改善中风患者的神经功能缺损症状，切实提高患者的生活自理能力与生存质量。然而，针刺治疗中风的具体作用机制至今尚未完全明晰。目前认为，针刺治疗中风在以下机制调节中存在促进作用。

一、调节神经功能

针刺能够刺激中风损伤区域周边的休眠神经元，促使其重新激活，启动神经再生过程。研究表明，针刺可上调神经营养因子的表达，如脑源性神经营养因子（BDNF）、神经生长因子（NGF）等。这些神经营养因子对神经元的存活、生长、分化及突触形成至关重要，能为受损神经的修复提供良好微环境，引导新生神经纤维的生长与延伸，重建神经传导通路。

中风后大脑具有神经可塑性。针刺则可进一步促进这种可塑性的发展。它能改变大脑皮质功能区的兴奋性和功能重组模式。通过对大脑皮质运动区的刺激，调整神经元之间的突触连接强度与数量，促使原本负责其他功能的脑区部分接管受损脑区的功能。功能性磁共振成像（fMRI）研究显示，中风患者在接受针刺治疗后，大脑运动皮质、感觉皮质等区域的激活模式逐渐趋于正常化，未受损脑区的代偿性激活增强，反映了针刺对神经可塑性的积极影响，有助于患者运动、感觉等功能的康复。

二、改善血液循环

针刺能够刺激血管平滑肌，使其舒张，从而增加脑部血管的管径，提高脑血流量。多种针刺穴位，如百会、风池、曲池等，通过经络传导，调节血管活性物质的释放，使脑血管扩张，改善脑部血液循环，为缺血、缺氧的脑组织提供充足的氧气和营养物质，减轻缺血性损伤。临床研究运用经颅多普勒超声（TCD）检测发现，针刺后患者脑动脉血流速度明显增加，表明脑部血管扩张，血供改善。

针刺可促进人体建立侧支循环，增加脑血流量，有效改善病变脑组织血供障碍。研究发现，针刺大鼠内关穴、曲池穴，使大脑中动脉闭塞大鼠缺血脑组织中微血管的数量有了明显增多，从而增加了大脑中动脉闭塞大鼠局部脑血流量，微血管血流加快，微血管的管径也明显扩张，使脑血流量增加，改善了微循环，有利于脑微循环血流量的恢复。

三、调节炎症反应

中风引发的脑损伤会激活炎症细胞，释放大量炎症因子，如肿瘤坏死因子-α(TNF-α)、白细胞介素-1β(IL-1β)等，这些炎症因子进一步加重神经细胞损伤和组织水肿。针刺具有抗炎作用，可抑制炎症细胞的活化，减少 TNF-α、IL-1β 等炎症因子的合成与释放。在细胞实验和动物实验中，观察到针刺处理能降低炎症细胞内相关炎症信号通路关键蛋白的磷酸化水平，从而阻断炎症因子的产生途径，减轻炎症反应对脑组织的损害，促进神经功能恢复。研究表明，对缺血脑组织炎性细胞浸润及细胞因子检测结果显示，头针可降低急性脑缺血再灌注大鼠患侧脑组织的炎性细胞浸润，并能明显减少脑缺血再灌注大鼠脑组织及血浆促炎因子 TNF-α、IL-1β 的含量。在眼针干预的实验研究中，也可以看到缺血脑组织中细胞间黏附分子 -1(ICAM-1) 蛋白及信使核糖核酸（mRNA）下调。

四、减轻脑水肿

脑水肿是中风急性期常见且严重的并发症，可导致颅内压升高，加重脑损伤。针刺通过调节炎症反应，减少炎症介质对血脑屏障的破坏，降低血管通透性，从而减轻脑水肿。同时，针刺可能影响水通道蛋白（AQP）的表达，特别是 AQP4，其在脑水肿的发生发展中起重要作用。研究表明，针刺可调节 AQP4 的表达水平，维持脑组织内水分平衡，减轻水肿对周围脑组织的压迫，为神经功能恢复创造有利条件。

五、调节神经递质与调质

中风后神经递质系统失衡，兴奋性神经递质如谷氨酸过度释放，可引起神经元兴奋性毒性损伤，而抑制性神经递质如 γ- 氨基丁酸（GABA）含量相对不足。针刺可调节神经递质的合成、释放与代谢，使兴奋性与抑制性神经递质达到新的平衡。通过对相关神经核团和脑区的刺激，促进 GABA 的合成与释放，同时抑制谷氨酸的过度释放，减轻兴奋性毒性，保护神经元免受损伤。神经递质检测技术证实，针刺治疗后中风患者脑脊液或脑局部组织中 GABA 含量升高，谷氨酸含量降低，有助于恢复神经细胞的正常功能和电生理活动。

六、针刺可改善脑组织能量代谢

葡萄糖是脑组织的主要能量来源之一。脑组织内葡萄糖含量会在脑缺血时降低，因此脑缺血时腺苷三磷酸（ATP）的产生随之减少，引起脑内依赖 ATP 的细胞膜泵受到损害，不利于缺血脑组织的康复。针刺可明显提高脑组织的能量代谢，使缺血引起降低的葡萄糖含量得到恢复。有研究表明，急性脑缺血后脑组织的 ATP 利用及生产均减少，说明脑缺血后能量代谢产生障碍，而通过穴位针刺可以明显改善脑缺血状态下脑组织的能量代谢。

七、针刺对星形胶质细胞激活的调控作用

胶质细胞在神经组织中占有重要地位，对神经元有支持、引导、营养、运输和保护等作用。神经胶质细胞原纤维酸性蛋白（GFAP）是星形胶质细胞的特征性标志物，GFAP 在生理状态下表达量极低，在缺血、缺氧时能大量表达，保护神经元。研究发现，由缺血激活的星形胶质细胞在电针刺激下进一步激活并大量表达 GFAP。

针刺已成为临床治疗缺血性脑血管病的有效方法之一。针刺治疗中风的机制是多途径、多靶点协同作用的结果，通过调节神经功能、改善血液循环、抑制炎症反应及调节神经递质与调质等，促进中风患者神经功能的恢复，提高生活质量。深入研究针刺治疗中风的机制，有助于进一步优化针刺治疗方案，更好地发挥针刺在中风防治中的优势与作用。

第三章 针刺治疗中风的时机选择

中风针刺时机的选择，包括针刺疗法对中风的病程、病期和时辰的选择等。根据中风发病机制的不同又分为缺血中风治疗时机的选择和出血性中风针刺时机的选择两大类。中风针刺时机的选择，是影响中风针刺疗效的一个非常重要的因素，因而加强中风针刺时机的研究是十分必要的。研究的重点在于解决中风的针刺时机和针刺疗效的关系问题，目的在于提高中风的针刺疗效，降低中风患者的病残率，减轻中风患者的致残度。

第一节 缺血性中风的针刺时机

缺血性中风，主要包括短暂性脑缺血发作、腔隙性脑梗死、脑血栓形成和除外出血性脑梗死的脑栓塞等，因此，缺血性中风又称为缺血性脑梗死或闭塞性脑血管病。目前，大多数针灸科医生认为，针刺治疗缺血性中风的介入时机越早越好，病程越短疗效越高。针刺的早期介入对患者在某种程度上具有急救、醒神的作用。

缺血性中风后针刺时机的选择需要综合考虑患者的病情和身体状况，可根据以下原则确定针刺时机。

急性期：在缺血性中风发病后的1~2周内，病情相对不稳定，此时是否进行针刺治疗需要谨慎评估。对于一些病情较轻、生命体征平稳的患者，可以在发病后 3~7 日开始针刺治疗，以促进神经功能的恢复，改善局部血液循环，减轻脑水肿。但是，对于病情较重、处于昏迷状态或伴有严重并发症（如严重感染、心肺功能不全等）的患者，一般会先积极进行内科综合治疗以稳定病情，待生命体征平稳、病情相对稳定后再考虑针刺治疗，可能在发病后 1~2 周开始。

恢复期：缺血性中风发病 2 周后，患者病情逐渐稳定，进入恢复期，此时是针刺治疗的最佳时机。针刺可以通过调节气血、疏通经络，促进肢体运动、语言、认知等功能的恢复，提高患者的生活质量。一般建议在恢复期尽早开始针刺治疗，并根据患者的恢复情况，维持一段时间的治疗，通常为数月。

后遗症期：对于缺血性中风发病半年以后，进入后遗症期的患者，针刺治疗仍然可以起到一定的改善作用，如缓解肌肉痉挛、改善肢体麻木等症状，提高患者的生活自理能力。虽然此时治疗效果可能不如恢复期明显，但是对于提高患者生活质量仍有一定意义。

初步认为，针刺治疗缺血性中风越早效果越好。如果对病期而言是成立的，即针刺治疗缺血性中风，急性期疗效优于快复期和后遗症期，恢复期疗效优于后遗症期。如果对具体病症而言，针刺时机的选择需要由医生根据患者的具体情况进行个体化评估和决策，同时针刺治疗应与药物治疗、康复训练等其他治疗方法相结合，以达到最佳的治疗效果。

第二节　出血性中风的针刺时机

出血性中风主要包括脑实质出血和出血性脑梗死（或称为混合性中风）。急性期（发病 2 周内）出血性中风是否可以针刺，历来争议很大。

西医学强调对出血性中风，要绝对卧床 4~6 周，避免一切刺激（当然包括针刺），否则会加重病情，甚至再度出血。近年来，很多针灸科医生对此进行了探讨，证实针刺治疗出血性中风效果也很好。李定明等以针刺风府、哑门为主治疗 92 例经头部 CT 确诊的脑出血急性期患者，其痊愈和基本痊愈率达 50%。他们曾另观察病程在 11~30 日间属于恢复期脑出血患者 12 例，针刺方法相同，结果基本痊愈和显效各 6 例，认为力争尽早针刺风府、哑门对缩短疗程和提高疗效是非常重要和必要的。石学敏用醒脑开窍针刺法（手法为重刺激雀啄手法）治疗脑出血 601 例，10 日之内组 (216 例) 治愈率与稳定期 (161 例)、恢复期 (210 例)、后遗症期 (14 例) 三组比较，差别均有显著性或极显著性。

出血性中风针刺时机的选择需谨慎，要依据患者的病情严重程度、生命体征稳定性等多方面因素来判断，可根据以下原则确定针刺时机。

急性期：此阶段患者病情危急且不稳定，通常在发病后的 1~2 周内，重点是通过急救措施和内科治疗来控制出血、降低颅内压、维持生命体征稳定。此时一般不建议立即进行针刺治疗，尤其是在发病后的 72 小时内属于病情最不稳定时期，过早针刺可能会干扰身体的应激反应，加重病情或引发再次出血等风险。对于病情较轻、生命体征平稳、血肿较小且无明显继续出血倾向的患者，可在发病 1 周左右，经综合评估后谨慎选择针刺治疗，但这也需要医生根据具体情况严格把握适应证和禁忌证。

恢复期：出血性中风 2 周后，患者病情逐渐稳定，生命体征平稳，血肿开始吸收，神经功能缺损症状相对不再进展，此时可考虑开始针刺治疗。针刺能促进气血运行、疏通经络，有助于改善肢体运动、语言、吞咽等功能，提高患者的康复效果，促进神经功能的恢复和代偿。一般来说，在恢复期尽早开展针刺治疗，能更好地发挥其促进康复的作用，且随着患者康复进程，可根据恢复情况持续进行数周甚至数月的针刺治疗。

后遗症期：出血性中风半年后进入后遗症期，针刺治疗仍可发挥一定作用，可改善患者肢体麻木、疼痛、肌肉萎缩等症状，提高生活质量。虽然此时针刺治疗的效果可能不如恢复期显著，但是对于缓解后遗症、促进功能进一步恢复仍有积极意义，可根据患者具体情况适当安排针刺治疗。

出血性中风患者针刺时机的选择需要专业医生根据患者的个体差异进行全面、综合的评估，制订个性化的治疗方案，并且要与其他康复治疗手段相结合，以达到最佳的康复效果。

第三节　针刺治疗中风的时辰选择

子午流注是中医时间医学的经典理论，为针刺治疗中风的时间选择提供了独特且具潜在价值的视角。子午流注理论基于自然界阴阳消长规律与人体脏腑经络气血运行的对应关系，认为人体气血在不同时辰会流注至不同经络脏腑，呈现出规律性的盛衰变化。这一理论在指导中风治疗时间选择上有着丰富的内涵。

一、基于经络气血流注时辰的选择

寅时（3时至5时）与肺经：寅时气血流注于肺经。肺主气，朝百脉，对全身气血的运行起着重要推动作用。在中风急性期，若患者存在气血逆乱、肺气失宣的情况，此时刺激肺经穴位，如中府、云门等，可能有助于调节气血，改善肺部功能，进而对全身气血的顺畅运行产生积极影响，减轻脑部气血瘀滞。

卯时（5时至7时）与大肠经：卯时气血流注大肠经。大肠与肺相表里，肺的宣发肃降功能与大肠的传导糟粕功能相互关联。通过在此时刺激大肠经穴位，如合谷、曲池等，可促进大肠传导，利于体内糟粕排出，减轻体内浊气对气血的干扰，间接改善脑部气血供应。这对于中风后伴有便秘等肠道功能紊乱的患者尤为重要，因为便秘会加重气血不畅，增加腹压，影响脑部血液循环。

辰时（7时至9时）与胃经：辰时气血流经胃经。胃为后天之本，气血生化之源。中风患者往往因病情影响，脾胃功能受损，导致气血生成不足。在辰时选取胃经穴位，如足三里、天枢等进行针刺或艾灸，可调理脾胃，促进饮食消化吸收，为机体提供充足的气血营养，有助于中风患者的康复。尤其对于恢复期需要增强体质的患者，此时对胃经的刺激可起到固本培元的作用。

巳时（9时至11时）与脾经：巳时气血流注脾经。脾与胃相表里，共同完成食物的运化和气血的生成。脾主运化水湿，若脾失健运，水湿内生，可聚而成痰。痰浊阻滞经络是中风发病的重要病理因素之一。此时刺激脾经穴位，如三阴交、阴陵泉等，可健脾利湿化痰，改善体内痰湿阻滞的状态，促进经络气血通畅，对中风的治疗和康复具有积极意义。

午时（11时至13时）与心经：午时气血注于心经。心主血脉，藏神，中风患者常伴有神志改变、心脉瘀阻等症状。在心经气血旺盛的午时，选取心经穴位，如神门、少海等进行治疗，可养心安神，活血化瘀，改善心脏功能，促进脑部血液循环，对中风后出现的失眠、烦躁、神志不清等症状有较好的调理作用。

未时（13时至15时）与小肠经：未时气血流注小肠经。小肠主受盛化物，泌别清浊，即将经胃初步消化的食物进一步消化、吸收，分清别浊。在未时刺激小肠经穴位，如小海、后溪等，有助于增强小肠的消化、吸收功能，保证营养物质的充分摄取，为机体康复提供物质基础。同时，小肠经与心经相表里，对小肠经的刺激也可间接调节心经气血，改善心脏功能，有利于中风患者的恢复。

申时（15时至17时）与膀胱经：申时气血流经膀胱经。膀胱经为人体最长的经络，是人体抵御外邪的第一道防线，且与肾相表里。肾主藏精，精能化气生血，对中风患者的康复起着关键作用。在申时选取膀胱经穴位，如委中、昆仑等进行治疗，可疏通膀胱经气血，调节肾脏功能，促进肾精的化生，增强机体的抵抗力和修复能力，对中风后的肢体运动功能恢复有一定帮助。

酉时（17时至19时）与肾经：酉时气血流注肾经。肾为先天之本，中风的发生与肝肾阴虚、气血逆乱密切相关。在肾经气血旺盛的酉时，刺激肾经穴位，如太溪、涌泉等，可滋补肾阴，填精益髓，调节阴阳平衡，改善肝肾阴虚的状态，从而对中风的治疗和康复起到重要的作用。尤其对于中风恢复期的患者，补肾固本有助于促进肢体功能的恢复和预防复发。

戌时（19时至21时）与心包经：戌时气血流注心包经。心包为心之宫城，代心受邪。中风患者常有心脉受损、气血瘀滞的情况。心包经气血在此时最为旺盛。选取心包经穴位，如内关、曲泽等进行治疗，可活血化瘀，宽胸理气，保护心脏功能，改善脑部血液循环，缓解中风后出现的胸闷、心悸等症状，对中风患者的整体康复有积极影响。

亥时（21时至23时）与三焦经：亥时气血流经三焦经。三焦是人体元气运行的通道，也是水液代谢的场所。在亥时刺激三焦经穴位，如外关、支沟等，可通调三焦气机，促进水液代谢，改善体内气血津液的运行状态，减轻因水湿停滞、气机不畅导致的经络阻滞，对中风的治疗和康复具有辅助作用。

子时（23时至1时）与胆经：子时气血流注胆经。胆主决断，与人的精神情志活动密切相关。中风患者在康复过程中常出现情绪波动、焦虑抑郁等精神症状，影响康复效果。在胆经气血旺盛的子时，选取胆经穴位，如阳陵泉、风池等进行治疗，可疏肝利胆，调节情志，缓解精神压力，促进患者的心理康复，同时有助于改善脑部气血运行，对中风康复起到积极的推动作用。

丑时（1时至3时）与肝经：丑时气血流注肝经。肝主藏血，主筋，其气主升发。中风的发生多与肝阳上亢、气血逆乱有关。在肝经气血旺盛的丑时，刺激肝经穴位，如太冲、行间等，可平肝潜阳，疏肝理气，调节肝脏的藏血和疏泄功能，改善脑部血液循环，缓解肝阳上亢导致的头晕、头痛等症状，对中风的治疗和康复具有重要意义。

二、结合疾病分期与子午流注的时间选择

急性期：中风急性期病情危急，变化迅速。在发病后的数小时至数日内，应以挽救生命、控制病情发展为主要目标。根据子午流注理论，可在气血流注于相关经络脏腑的时辰，选取相应穴位进行急救治疗。

恢复期：中风恢复期是患者功能恢复的关键时期，一般在发病后的数周或数月内。此阶段应以促进肢体功能恢复、改善语言障碍、提高生活自理能力为主要目的。根据子午流注理论，可结合患者的具体症状和体质，在不同时辰选取相应经络穴位进行综合治疗。

后遗症期：中风后遗症期患者的症状相对稳定，但往往遗留有不同程度的肢体残疾、认知障碍等问题，严重影响生活质量。在这一阶段，治疗的重点在于巩固疗效，预防复发，改善患者的生活质量。根据子午流注理论，可长期在相关经络气血旺盛的时辰进行穴位刺激，以维持经络气血的通畅，增强机体的抵抗力。

三、个体差异与子午流注时间选择的调整

年龄因素：不同年龄段的中风患者，身体功能和气血盛衰状况存在差异，在应用子午流注理论选择治疗时间时需有所调整。老年人气血渐衰，脏腑功能减退，对针刺等治疗的耐受性相对较弱。因此，在选择治疗时间时，应避免在气血过于旺盛或衰弱的时辰进行强刺激，可选择在气血相对平稳的时辰，如辰时、巳时、未时等，进行温和的穴位刺激，如艾灸、按摩等，以调理脏腑功能，促进气血生成。年轻人气血相对充盛，身体恢复能力较强，可根据病情需要，在相关经络气血旺盛的时辰，适当采用较强的针刺手法，以激发经气，促进康复。

体质差异：体质不同的中风患者，其气血阴阳的偏盛偏衰情况各异。对于阳虚体质的患者，多表现为畏寒肢冷、面色苍白等症状，可在阳气旺盛的时辰，如午时、未时等，选取穴位进行艾灸或温针灸，以温阳散寒，补充阳气。对于阴虚体质的患者，常出现潮热盗汗、口干咽燥等症状，宜在阴气较盛的时辰，如酉时、亥时等，采用针刺补法或按摩等方法，刺激肾经、肝经等穴位，以滋阴降火，调节阴阳平衡。此外，对于痰湿体质的患者，可在脾经、胃经气血旺盛的时辰，如辰时、巳时等，选取穴位进行针刺或拔罐，以健脾利湿化痰。

病情轻重：病情严重程度不同的中风患者，治疗时间的选择也应有所区别。对于病情较重、处于急性期的患者，应根据子午流注理论，及时在相关经络气血旺盛的时辰进行急救治疗，以控制病情发展。对于病情较轻、处于恢复期或后遗症期的患者，可根据患者的具体症状和康复需求，在不同时辰进行有针对性的穴位刺激，以促进功能恢复和预防复发。

目前，关于子午流注理论治疗中风时间选择的研究已取得了一定成果。临床实践表明，依据子午流注理论选择合适的治疗时间，可提高中风治疗的疗效，缩短康复周期。一些研究通过对比不同时间点针刺治疗中风的效果，发现按照子午流注规律取穴治疗的患者，在肢体运动功能恢复、语言能力改善、日常生活活动能力提高等方面，均优于常规针刺治疗组。然而，现有研究仍存在一些不足之处。一方面，对于子午流注理论的科学内涵和作用机制尚未完全明确，缺乏深入的基础研究来阐释其内在的生物学原理。另一方面，临床研究的样本量相对较小，研究设计的规范性和科学性有待进一步提高，不同研究之间的结果存在一定差异，缺乏大规模、多中心、随机对照的临床研究来验证其有效性和安全性。

第四节　针刺对心脑梗死、脑心综合征急性期的治疗作用

急性脑血管病变时，由于脑血液循环障碍对心血管系统尤其是心肌有一定的影响，可引起心脏活动的改变。这不仅使脑血管病的病程延长，而且有时可成为患者死亡的直接原因。心脏活动的改变包括期前收缩、窦性心动过缓或窦性心动过速，另有 5.8% 左右的患者可发生心肌梗死，多发生在发病后第 1 周内。然而，更多的脑心综合征患者表现为心电图的改变，心电图异常出现率为 23.5%~98.2%。心电图异常表现为传导障碍、心律失常、P 波明显和 ST 段延长等。而急性心肌梗死呈脑卒中发作者占 12%~47.7%，有的甚至为急性心肌梗死的首发症状，多见于老年人。对于上述脑心综合征和心脑卒中发生的病理基础，目前多认为，脑血管病和冠心病的共同病理基础是动脉粥样硬化，因而脑血管病和冠心病（包括心肌梗死）可同时存在或心脏病变居先，而以后者占多数。也就是说脑卒中发病时，多数患者或已发生心肌病变，如冠心病、心肌梗死等。

脑心综合征急性期常出现心脏自主神经功能紊乱，表现为心律失常、心肌缺血等。针刺可通过调节交感神经和副交感神经的平衡来改善心脏功能。针刺神门、内关等穴位能降低交感神经的兴奋性，提高副交感神经的

张力，使心率趋于稳定，减少心律失常的发生，同时能改善冠状动脉的供血，缓解心肌缺血症状。有研究对脑心综合征急性期患者进行针刺治疗，发现治疗后患者的心率变异性增加，表明心脏自主神经功能得到了改善。

查阅近年来的文献，业已证明，针刺疗法治疗冠心病疗效肯定，不但有近期疗效，而且有一定的远期疗效，不但能缓解心绞痛、胸闷、心悸等临床症状，而且可明显的改善心电图。因此，作为初步结论，针刺治疗急性期脑卒中时，对同时或先于脑卒中发生的心脏病变有一定的治疗作用，不会加重冠心病的病情，也不会诱发和加重心肌梗死。

第五节　中风针刺时机与疗效关系的评价

大量临床研究表明，针刺时机与中风治疗的疗效密切相关。合理把握针刺介入时间，能够显著改善患者的神经功能缺损症状，提高生活质量。

一、不同时期中风针刺时机与疗效

中风急性期通常指发病后的1~2周内。传统观念认为，急性期病情不稳定，针刺治疗可能会加重病情。然而，近年来的研究逐渐改变了这一观点。多项临床对照试验表明，在中风急性期生命体征平稳后48小时内开始针刺治疗，可有效减轻脑水肿，促进神经功能恢复。

一项纳入了200例急性缺血性中风患者的研究发现，早期针刺组（发病后48小时内开始针刺）在治疗后1个月、3个月的美国国立卫生研究院卒中量表（NIHSS）评分均显著低于延迟针刺组（发病后1周开始针刺），提示早期针刺能更有效地改善神经功能缺损。其可能的机制在于，早期针刺能够调节脑部血液循环，增加缺血区的血液灌注，减轻神经元的损伤。

中风恢复期一般指发病后2周至6个月。这一时期是针刺治疗的黄金时期。在恢复期进行针刺治疗，可促进肢体运动功能、语言功能等的恢复。

研究显示，在中风恢复期规律进行针刺治疗，患者的 Fugl-Meyer 评估量表评分（用于评估肢体运动功能）明显提高。针刺通过刺激特定穴位，调节神经反射，促进神经通路的重建和修复，从而改善肢体运动功能。

中风后遗症期指发病 6 个月以后。虽然此时病情相对稳定，但是针刺治疗仍能发挥一定作用。对于中风后遗症期的患者，针刺可改善肌肉萎缩、关节挛缩等症状，提高患者的生活自理能力。长期坚持针刺治疗，可刺激神经肌肉，延缓肌肉萎缩的进程，改善关节活动度。一项针对中风后遗症期患者的长期随访研究发现，坚持针刺治疗 1 年以上的患者，其肢体功能和生活质量较未进行针刺治疗的患者有明显改善。

二、不同类型中风针刺时机与疗效差异

缺血性中风和出血性中风由于发病机制不同，针刺时机与疗效也存在一定差异。对于缺血性中风，如前文所述，早期针刺能有效改善脑部血液循环，减轻神经元损伤。出血性中风在急性期，需要在病情稳定、出血停止后再考虑针刺治疗，一般建议在发病后 1 周左右开始。过早针刺可能会因针刺的刺激导致血压波动，增加再出血的风险。但在出血停止后尽早介入针刺，同样有助于促进神经功能恢复，减轻后遗症。

中风针刺时机与疗效密切相关。在急性期，生命体征平稳后尽早进行针刺治疗，可有效减轻神经功能缺损；恢复期是针刺治疗的黄金时期，能显著促进肢体运动、语言等功能的恢复；后遗症期坚持针刺治疗，也能改善患者的生活质量。同时，针对不同类型的中风，应根据其发病特点合理选择针刺时机。在临床实践中，中风的针刺疗效的获得，是由针刺时机、中风功能状态、选穴配伍、针刺手法等多因素相互联系、相互制约、共同作用而实现的，是上述多种因素相互综合作用的共同结果，针刺治疗中风时应综合考虑患者的病情、身体状况等因素，制订个体化的针刺治疗方案，以最大限度地提高中风的治疗效果。

第四章 中风针刺技术

经国家修订的针刺技术有很多，应用很广，在中风的治疗上各有见长。在介绍中风针刺技术之前，需要注意的是，这些针刺技术有共同的禁忌及注意事项。

针刺技术的共同禁忌证如下。

(1) 绝对禁忌证 ①皮肤感染、破溃或有包块的部位，禁止针刺（或需要严格避开）。②明确诊断的严重凝血功能异常，禁止针刺。③孕妇中风（通常视为禁忌）、小儿囟门等特定部位（需要特别处理），本书不加以讨论。

(2) 相对禁忌证 ①存在出血性疾病或倾向的患者，慎行针刺。②严重基础疾病合并严重心脏疾病、恶性肿瘤或其他系统严重疾病的患者，评估后谨慎决定。③严重气血亏虚，明确不宜针刺者，或仅在必要时采用极轻柔手法。④患者处于过度饥饿、过度劳累、精神过度紧张状态，剧烈运动后，需要评估是否暂缓或谨慎操作。

针刺技术的共同注意事项如下。

(1) 操作前评估与准备 对存在相对禁忌证（如严重基础疾病、出血倾向、特殊状态）的患者，必须进行严格的风险－收益评估。

(2) 操作中规范与要求 ①严格避开皮肤感染、破溃、包块及特定禁忌部位（如小儿囟门）。②对胸、胁、腰、背等脏腑所居之处腧穴，严格遵循操作规范，避免深刺。③对于气血亏虚、体弱或处于特殊状态（如饥饿、劳累后）的患者，采用轻柔刺激手法，优先采取卧位进行针刺。

（3）留针期间管理　①嘱患者保持固定体位，切勿变换，以防滞针或折针。②要求患者安静休息，避免聊天、刷手机等活动分散注意力。③医患双方均需要密切关注针后反应，如是否出现晕针、异常疼痛、出血、不适等，及时处理。

（4）起针后护理　①针刺后宜休息片刻。②避免针刺部位受凉。③不宜立即进行剧烈运动或洗澡（尤其避免冷、热剧烈刺激）。

第一节　毫针技术

毫针技术，是指利用毫针针具，通过一定的手法刺激机体的穴位，以疏通经络、调节脏腑，从而达到扶正祛邪、治疗疾病的目的。毫针技术的适应证广泛，被用于治疗内、外、妇、儿等科的多种常见病、多发病。

一、常用器具及基本操作方法

1. 常用器具

在临床上使用的毫针主要是不锈钢针，类型主要为环柄针、平柄针，规格主要根据针体的直径和长度来区分（表4-1、表4-2）。

表4-1　毫针直径规格表

号数	直径/mm
26	0.45
27	0.42
28	0.38
29	0.34
30	0.32
31	0.30
32	0.28
33	0.26
34	0.24
35	0.22

表4-2　毫针长度规格表

旧规格/寸	新规格/mm
0.5	15
1.0	25
1.5	40
2.0	50
2.5	65
3.0	75
3.5	90
4.0	100
4.5	115
5.0	125

在临床上以 30~33 号（直径 0.26~0.32mm）的毫针最为常用。粗针多用于四肢、腰臀部穴位，以及瘫痪、麻木等针感迟钝者；细针多用于头面、眼区穴位，以及体虚患者。

在临床上以 1.0~3.0 寸（长度 25~75mm）的毫针最为常用，其中又以 1.5 寸（40mm）者用得最多。长针多用于肌肉丰厚部位深刺或透穴；短针多用于肌肉浅薄部位浅刺，如头面部穴位、耳穴。

2．基本操作方法

毫针技术的基本操作方法包括消毒、进针、行针、留针、出针等。

二、中风的毫针治疗技术

1．中经络

治法：醒脑开窍，疏通经络。取督脉、厥阴经、少阴经穴位为主。

主穴：水沟、内关、极泉、尺泽、委中、三阴交。

配穴：风痰阻络配丰隆、风池；肝阳暴亢配太冲、太溪；痰热腑实配内庭、丰隆；气虚血瘀配气海、血海；阴虚风动配太溪、风池；上肢不遂配肩髃、曲池、手三里、合谷；手指不伸配腕骨；下肢不遂配环跳、足三里、阳陵泉、阴陵泉、太冲、风市；病侧肢体拘挛者，肘部配曲池，腕部配大陵；足内翻配丘墟透照海；口角歪斜配颊车、地仓、合谷、太冲；语言謇涩配廉泉、通里、哑门；头晕配风池、天柱；复视配风池、睛明；便秘配天枢、支沟；尿失禁、尿潴留配中极、关元。

操作：水沟用雀啄法，以眼球湿润为度；内关用捻转泻法；极泉在标准定位之下 1 寸心经上取穴，避开腋毛，直刺进针，用提插泻法，以上肢有麻胀感和抽动为度；尺泽、委中直刺，提插泻法，使肢体抽动；三阴交用提插补法。可用电针。

2．中脏腑

治法：醒脑开窍，启闭固脱。取督脉、手厥阴心包经穴位为主。

主穴：水沟、百会、内关。

配穴：闭证配十二井穴、太冲；脱证配关元、神阙。

操作：水沟、内关操作方法同前。百会闭证用毫针刺，泻法；脱证用灸法。十二井穴点刺放血。关元、神阙用大艾炷重灸法。

三、禁忌证

与针刺的共同禁忌证相同。

四、注意事项

(1) 针刺前注意四诊合参，综合辨证选穴。

(2) 针刺选穴定位要标准，注意每个穴的针刺深度。

(3) 针刺过程中要注意患者的反应变化，切勿追求强刺激，遇到不能耐受的情况要及时调整取穴，患者表情变化、脉象是重要的参考。

(4) 出针时留意容易出血的部位，及时按压。

(5) 余同针刺的共同注意事项。

第二节　头针技术

头针技术是指在头皮特定部位针刺的一种治疗技术，适用于脑源性疾病（如中风、痴呆等）及痛证等病症的治疗。

一、基本操作方法

(一) 分区定位

按颅骨的解剖分为额区、顶区、颞区、枕区4个区，14条标准线（左侧、右侧、中央共25条）。

1. 额区

额区的头针穴线图示见图 4-1。

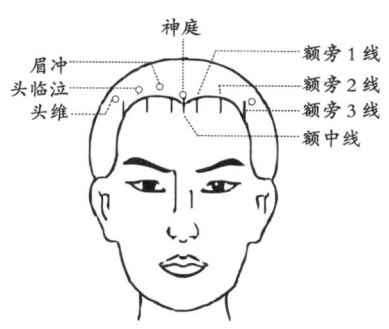

图 4-1　额区的头针穴线

(1) 额中线　①定位：在额部正中，前发际上、下各 0.5 寸，即自神庭向下针 1 寸，属督脉。②主治：头痛、强笑、自哭、失眠、健忘、多梦、癫狂病、鼻病等。

(2) 额旁 1 线　①定位：在额部，额中线外侧直对目内眦角，发际上、下各 0.5 寸，即自眉冲沿经向下刺 1 寸，属足太阳膀胱经。②主治：冠心病、心绞痛、支气管哮喘、支气管炎、失眠等上焦病证。

(3) 额旁 2 线　①定位：在额部，额旁 1 线的外侧，直对瞳孔，发际上、下各 0.5 寸，即自头临泣向下针 1 寸，属足少阳胆经。②主治：急性胃炎、慢性胃炎、胃溃疡、十二指肠溃疡、肝胆疾病等中焦病证。

(4) 额旁 3 线　①定位：在额部，额旁 2 线的外侧，自头维的内侧 0.75 寸处，发际上、下各 0.5 寸，共 1 寸，属足少阳胆经与足阳明胃经之间。②主治：功能性子宫出血、阳痿、遗精、子宫脱垂、尿频、尿急等下焦病证。

2. 顶区

顶区的头针穴线图示见图 4-2 至图 4-4。

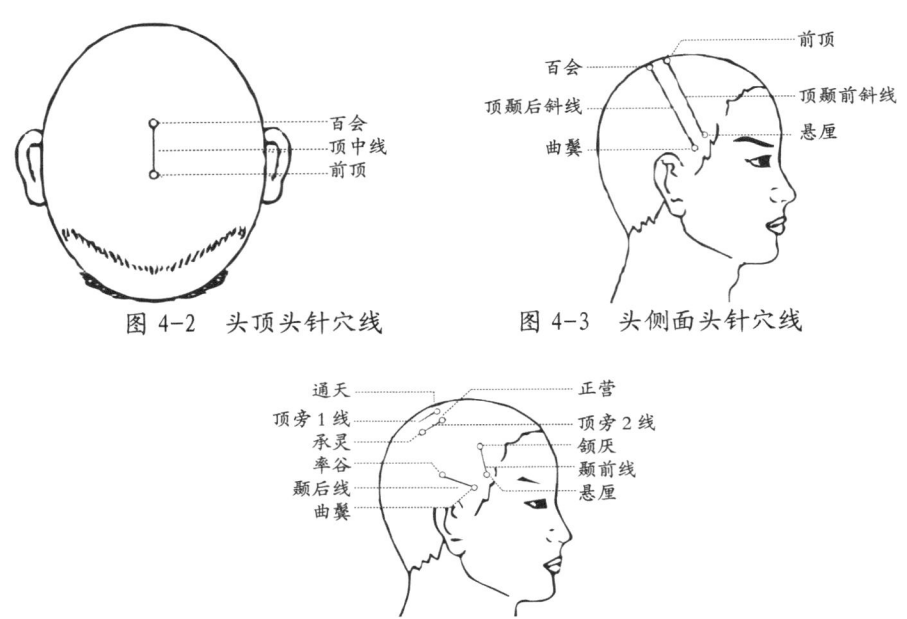

图 4-2 头顶头针穴线　　图 4-3 头侧面头针穴线

图 4-4 头顶及头侧面头针穴线

(1) 顶中线　①定位：在头顶正中线上，自百会向前1.5寸至前顶穴，属督脉。②主治：腰、腿、足病症，如瘫痪、麻木、疼痛等，另可治皮层性多尿、脱肛、胃下垂、子宫脱垂、高血压、头顶痛等。

(2) 顶颞前斜线　①定位：在头顶侧面，从前顶至悬厘的连线。此线斜穿足太阳膀胱经、足少阳胆经。②主治：对侧肢体中枢性运动功能障碍。将全线分5等份，上1/5治疗对侧下肢中枢性瘫痪；中2/5治疗对侧上肢中枢性瘫痪；下2/5治疗对侧中枢性面瘫、运动性失语、流涎、脑动脉硬化等。

(3) 顶颞后斜线　①定位：在头顶部侧面，从百会至曲鬓的连线。此线斜穿督脉、足太阳膀胱经和足少阳胆经。②主治：对侧肢体中枢性感觉障碍。将全线分5等份，上1/5治疗对侧下肢感觉异常；中2/5治疗对侧上肢感觉异常；下2/5治疗对侧头面部感觉异常。

(4) 顶旁1线　①定位：在头顶部，顶中线左、右各旁开1.5寸的2条平行线，自承光起向后针1.5寸，属足太阳膀胱经。②主治：腰、腿、足病症，如瘫痪、麻木、疼痛等。

（5）顶旁2线　①定位：在头顶部，顶旁1线的外侧，2条线相距0.75寸，距正中线2.25寸，自正营起沿经线向后针1.5寸，属足少阳胆经。②主治：肩、臂、手病症，如瘫痪、麻木、疼痛等。

3. 颞区

颞区的颞前线和颞后线图示见图4-4。

（1）颞前线　①定位：在头部侧面，颞部两鬓内，从额角下部向前发际处颔厌到悬厘，属足少阳胆经。②主治：偏头痛、运动性失语、周围性面神经麻痹及口腔疾病等。

（2）颞后线　①定位：在头部侧面，颞部耳上方，耳尖至上自率谷到曲鬓，属足少阳胆经。②主治：偏头痛、眩晕、耳聋、耳鸣等。

4. 枕区

枕区的头针穴线图示见图4-5。

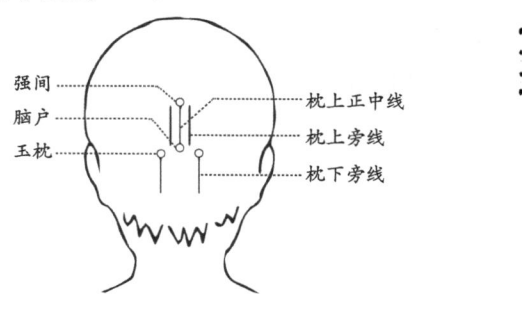

图4-5　枕区的头针穴线

（1）枕上正中线　①定位：在枕部，枕外粗隆上方正中的垂直线，自强间至脑户，属督脉。②主治：眼病。

（2）枕上旁线　①定位：在枕部，枕上正中线平行向外0.5寸。②主治：皮层性视力障碍、白内障、近视、目赤肿痛等眼病。

（3）枕下旁线　①定位：在枕部，从膀胱经玉枕向下引一直线，长2寸，属足太阳膀胱经。②主治：小脑疾病引起的平衡障碍、后头痛、腰背两侧痛。

(二)针具及操作方法

针具选用直径 0.35mm、长 40~50mm 的毫针。

操作方法：

1. 进针

(1) 进针角度　一般宜在针体与皮肤成 30°角左右进针，然后平刺进入穴线内。

(2) 快速进针　将针迅速刺入皮下，当针尖达到帽状腱膜下层时，指下感到阻力减小，然后使针与头皮平行，根据不同穴线刺入不同深度。

(3) 进针深度　进针深度宜根据患者具体情况和处方要求决定。一般情况下，针刺入帽状腱膜下层后，使针体平卧，进针 1 寸左右为宜。

2. 行针

头针行针示意图示见图 4-6。

(1) 捻转　在针体进入帽状腱膜下层后，术者肩关节、肘关节、腕关节和拇指固定不动，以保持毫针相对固定，示指第 1 节、第 2 节呈半屈曲状，用示指第 1 节的桡侧面与拇指第 1 节的掌侧面持住针柄，然后示指掌指关节做伸屈运动，使针体快速旋转，要求捻转频率在 90 次 / 分左右，持续 2~3 分钟。

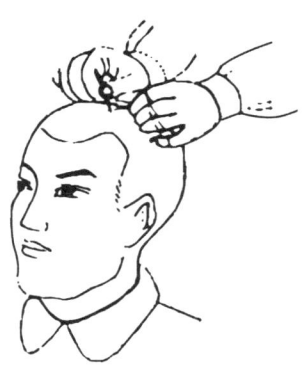

图 4-6　头针行针示意图

(2) 提插　手持毫针沿皮刺入帽状腱膜下层，将针向内推进 1 寸左右，保持针体平卧，用拇指、示指紧捏针柄，进行提插，指力应均匀一致，幅度不宜过大，如此反复操作，持续 3~5 分钟。提插的幅度与频率根据患者的病情而定。

3. 留针

(1) 静留针　在留针期间不再施行任何针刺手法，让针体安静而自然地留置在头皮内。一般情况下，头针留针时间宜在 15~30 分钟。如症状严重、病情复杂，病程较长者，可留针 2 小时以上。

(2) 动留针　在留针期间内，间歇重复施行相应手法，以加强刺激，在较短时间内获得即时疗效。一般情况下，在 15~30 分钟内，宜间歇行针 2~3 次，每次 2 分钟左右。

4. 出针

先缓慢出针至皮下，然后迅速拔出，拔针后必须用无菌干棉球按压针孔，以防出血。

二、中风的头针治疗技术

(一) 治则治法

醒脑开窍，疏通经络。

(二) 操作步骤

1. 选穴

(1) 肢体感觉障碍　可选取对侧顶颞后斜线、顶旁 1 线、顶旁 2 线等。头面部感觉障碍选取下 2/5；上肢感觉障碍选取中 2/5 或顶旁 2 线；下肢感觉障碍选取上 1/5 或顶旁 1 线。

(2) 肢体运动障碍　可选取对侧顶颞前斜线、顶旁 1 线、顶旁 2 线。面瘫障碍选取下 2/5；上肢运动障碍选取中 2/5 或顶旁 2 线；下肢运动障碍选取上 1/5 或顶旁 1 线。

(3) 平衡障碍　可选取枕下旁线等。

(4) 失语　可选对侧顶颞前斜线下 2/5、颞前线等。

(5) 尿潴留　可选取额旁 3 线、顶旁 1 线等。

(6) 偏盲或复视　枕上正中线、枕上旁线。

(7) 高血压　顶中线、颞后线。

2. 操作

选用直径 0.35mm、长 40~50mm 的毫针，使针体与皮肤表面约成 30°角，针尖平刺入穴内，快速进针，深度约 1 寸。在针体进入帽状腱膜下层后行快速捻转法，频率约 90 次/分，必要时可辅以小幅度的提插，以患者能忍受为度。针后也可令患者活动患部，以助针效。留针 15~30 分钟（病程长者，可适当延长留针时间），每日 1 次。

三、禁忌证

(1) 开颅术后未修补时，不刺；钻孔术后、补颅术后伤口已愈合者，避开瘢痕处。

(2) 患有严重心脏病、重度糖尿病、重度贫血、急性心肌炎症和心力衰竭者。

(3) 中风患者，急性期如因脑血管意外引起昏迷、血压过高，暂不宜用头针治疗，须待血压和病情稳定后方可做头针治疗。

四、注意事项

(1) 留针时针体应露出头皮，不宜碰触留置在头皮下的毫针，以免折针、弯针。如局部不适，可稍稍退出 0.1~0.2 寸。对有严重心脑血管疾病，但需要留针时间较长者，应加强监护，以免发生意外。

(2) 行针捻转时应注意观察，防止晕针等不良反应发生；对精神紧张、过饱、过饥者应慎用，不宜采取强刺激手法。

(3) 头皮较紧密部位常易遗忘所刺入的毫针，起针时须反复检查。

(4) 头针长时间留针，并不影响肢体活动，在留针期间可嘱患者配合运动，有提高临床疗效的作用。

(5) 头皮血管丰富，起针时注意按压，防止出血。

第三节　耳针技术

耳针技术是用特定针具或丸状物在耳廓相应穴位实施刺激以诊治疾病的一种治疗技术。耳针技术依据全息理论结合中医学中耳廓与人体存在的经络络属关系、辨证论治等理论，以及望耳的形态、色泽可以辅助诊断疾病等原理，通过刺激耳部穴位来防治疾病。耳针技术治疗范围较广，在临床上常被用于治疗各种疼痛性疾病及某些功能紊乱性病症。

一、常用针具及基本操作方法

1. 常用针具

常用的针具包括15mm短柄毫针、图钉形揿针及王不留行籽、莱菔子等丸状物。在临床上通常选用王不留行籽按压，安全易操作。

2. 选穴方法

(1) 根据所患疾病部位选穴　如胃痛选胃穴，肺病选肺穴，肩痛选肩穴等。

(2) 根据中医理论选穴　如皮肤病选肺穴，是根据"肺主皮毛"的理论；耳鸣选肾穴，是因"肾开窍于耳"；偏头痛选胆穴，是因胆经循行"上抵头角"循行于侧头；目赤肿痛选肝穴，是因"肝开窍于目"等。

(3) 根据现代医学理论选穴　如月经不调选内分泌，失眠选神门，心律失常选心穴，高血压病选降压沟等。

(4) 根据临床经验选穴　如目赤肿痛用耳尖穴等。

标准耳穴定位示意图见图4-7、图4-8。

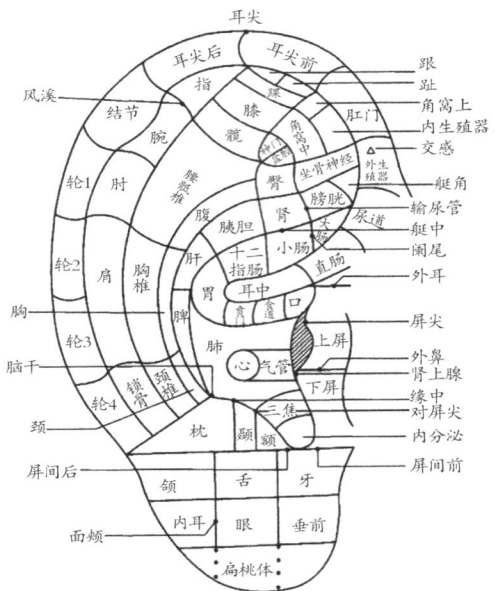

图 4-7 标准耳穴定位示意图（正面）

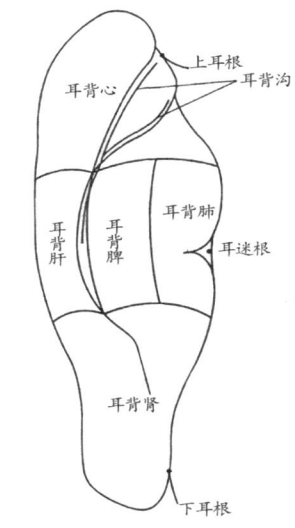

图 4-8 标准耳穴定位示意图（背面）

3. 刺法

在耳穴上确定穴位或寻找反应点后严格消毒。根据需要选用 15mm 短柄毫针或用特定的图钉形揿针。进针时以左手固定耳廓，右手进针，进针深度以穿破软骨但不透过对侧皮肤为度，留针 15~30 分钟。出针后用无菌干棉球压迫针孔，防止出血。必要时再涂以酒精或碘伏，以预防感染。揿针则需要外敷胶布，留针 1~2 日。若采用耳穴压丸法，则用一手固定耳郭，另一手用镊子夹取耳穴压丸贴片贴压于耳穴并适度按揉，根据病情嘱患者定时按揉。宜留置 2~4 日。

二、中风的耳针治疗技术

（一）治则治法

醒脑开窍，疏通经络。

（二）操作步骤

1. 选穴

根据中风的不同症状和病情，选取相应的耳穴。常用穴位有神门、皮质下、心、肝、肾、脑点、枕等。神门位于三角窝后 1/3 的上部；皮质下位于对耳屏内侧面；心位于耳甲腔正中凹陷处；肝位于耳甲艇的后下部；肾位于对耳轮下脚下方后部；脑点位于对耳屏外侧面下 1/4 的中点；枕位于对耳屏外侧面的后上方。可使用探棒或耳穴探测仪在耳部准确找到这些穴位的敏感点。

2. 操作

医生手持针柄，将针快速刺入所选耳穴，进针深度以穿透软骨但不透过对侧皮肤为宜。一般采用轻刺激手法，如捻转法，以局部产生酸、麻、胀、痛等得气感为度。对于体质较弱或病情较重者，手法宜更轻。留针 20~30 分钟，其间可适当行针 1~2 次，以加强针感。留针过程中要密切观察患者的反应，如有不适，及时处理。起针时，用镊子轻轻夹住针柄，缓慢拔出，然后用无菌干棉球按压针孔片刻，防止出血。一般每日或隔日治疗 1 次，10~15 次为 1 个疗程。疗程之间可适当休息 2~3 日，根据患者的恢复情况调整治疗方案。

三、禁忌证

(1) 年老体弱、严重贫血、过度疲劳者。

(2) 耳局部皮肤破溃、感染者。

四、注意事项

(1) 耳针治疗中风所致功能障碍或紊乱通常作为辅助技术，在临床上须根据病情与各专科治疗方法相结合，以防延误病情。

(2) 严格消毒，预防感染。耳廓冻伤或有炎症的部位禁针。若见针眼发红、耳部胀痛，应及时用2%碘酒涂擦，或口服消炎药。

(3) 耳针刺激强，亦可发生晕针，需要注意预防处理。在临床上多推荐王不留行籽压丸法。

(4) 肢体活动障碍的患者，进针后待耳廓充血发热后，宜嘱其适当活动患部，或在患部按摩、加灸等，可增加疗效。

第四节　腹针技术

腹针技术是通过针刺腹部特定穴位治疗全身疾病的一种针刺方法。该技术根据以神阙穴位为中心的腹部先天经络系统理论，寻找与全身部位相关的反应点，并对其进行相应的轻微刺激，从而达到治疗疾病的目的。腹针技术在临床上主要适用于神经系统疾病和运动系统疾病的治疗。

一、针具及基本技术

1. 针具

腹针针具根据针具的不同直径分为A、B、C三类，直径分别为0.22mm、0.20mm、0.18mm。

每类又根据针具的不同长度分为Ⅰ型、Ⅱ型、Ⅲ型，分别为50mm、40mm、30mm。

2. 腹针取穴方法

（1）腹部分寸的标定　采用骨分寸取穴法。

上腹部分寸的标定：中庭至神阙确定为 8 寸。

下腹部分寸的标定：神阙至曲骨确定为 5 寸。

侧腹部分寸的标定：从神阙、经天枢至侧腹部腋中线确定为 6 寸。

（2）腹部分寸的测量　采用水平线法。

中庭至神阙两个穴位点之间的水平线上的直线距离为 8 寸。

神阙至曲骨两个穴位点之间的水平线上的直线距离为 5 寸。

侧腹部的腋中线至神阙两个穴位点之间的水平线上的直线距离为 6 寸。

3. 腹针的针刺方法

（1）针刺手法　进针时应避开神经、血管，根据处方的要求，按照顺序进行针刺。

（2）进针　准确度量，确定穴位后，采用套管针，快速弹入皮下。

（3）针刺深度　浅刺——皮下；中刺——脂肪层；深刺——肌层。

（4）行针　①缓慢捻转不提插 1~2 分钟。②轻捻转慢提插 1~2 分钟。

（5）出针　留针 30 分钟后出针，出针时按照进针顺序缓慢捻转出针。

二、中风的腹针治疗技术

（一）治则治法

醒脑开窍，疏通经络。

（二）腹针处方

引气归元。滑肉门（患）、上风湿点（患）、外陵（患）、下风湿点（患）。

（三）加减

头痛、头晕：阴都（患）、商曲（双）。

语言不利：中脘上。

面瘫：阴都（患）、商曲（健）。

肩痛：商曲（健）、滑肉门三角（患）。

手功能障碍：上风湿上点（患）、上风湿外点（患）。

下肢无力：大巨（患）、气旁（健）。

足内翻：下风湿内点（患）、气旁（健）。

踝关节不利：下风湿下点（患）、大巨（患）。

上半身功能障碍较重：滑肉门（健）。

下半身功能障碍较重：大横（健）。

病程较久：气穴（双）。

(四) 操作步骤

1. 体位

患者仰卧位，医生站于患者右侧，检查患者头部前屈、后伸及向左、右旋转活动度并进行记录。

2. 测量

医生一手握住度量尺分别对处方穴位进行度量标记。

3. 消毒

使用酒精消毒。

4. 行针

根据处方依次刺入主穴及配穴，不得气可调整针刺深度，留针30分钟。

5. 检查

检查患侧的活动度及症状，并与治疗前进行比较。如果病情没有改善，继续调整针刺深度至临床症状改善。

三、禁忌证

（1）并发急腹症者。

（2）腹部触诊有包块者。

（3）其余禁忌证与针刺的共同禁忌证相同。

四、注意事项

（1）在治疗过程中，应随时注意患者对腹针治疗的反应，如有不适，应及时进行调整，以防止发生意外事故。

（2）饭后半小时后进行治疗，在治疗前应排空大便、小便。

（3）天气寒冷时，针刺完成后要注意腹部的保暖。

第五节 眼针技术

眼针技术是在眼眶周围的特定穴区进行针刺的一种微针技术，具有用针小、取穴少、针刺浅、手法轻、操作简便、安全无痛的特点。凡用于针刺治疗的疾病都可用眼针技术治疗，且眼针技术特别适用于中风、眩晕、头痛、不寐、郁证、痿证及痛证。

一、基本操作方法

1. 眼区的划分

"眼针八区十三穴"分区：仰卧位头向北、脚向南。以左眼为例：两眼向前平视，经瞳孔中心做一水平线延伸过内眦、外眦，再经瞳孔中心做该水平线之垂直线，延伸过上眼眶、下眼眶。于是，将眼区分成四个象限，再将每一个象限分成两个相等区，即八个象限区域相等。此八个相等区就是八个穴区。上焦、中焦、下焦各占一个穴区，其余相表里的脏腑各占一个穴区，一个穴区有两穴。眼针技术疗法穴区以脏腑命名。（图4-9）

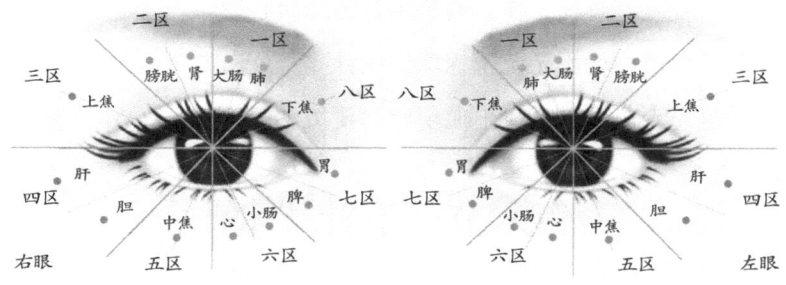

图4-9 眼针八区十三穴示意图

2. 针刺方法

眼针最常用的针刺方法是眶外横刺法（平刺法），即选好穴区，用

0.35mm×13mm 毫针在距眼眶内缘 2mm 的眼眶上，从穴区的一侧刺向另一侧，通过真皮层，到达皮下组织中，留针 30 分钟，或留针 4~6 小时，其间配合康复训练。针体保持在选定的穴区内，不可超越穴区的界限。

二、中风的眼针治疗技术

1．治则治法

醒脑开窍，通经活络。

2．操作方法

偏瘫者眶外横刺双侧肝区穴、肾区穴、上焦区穴、下焦区穴；言语不利者选双侧上焦区穴、下焦区穴、心区穴；吞咽障碍者选双侧上焦区穴、下焦区穴、心区穴、脾区穴；认知障碍者选双侧上焦区穴、下焦区穴、心区穴、肾区穴。风痰阻络者加脾区穴；痰热腑实者加脾区穴、胃区穴、大肠区穴；气虚血瘀者加心区穴、脾区穴。每周 5 次，2 周为 1 个疗程。

三、禁忌证

(1) 脑出血急性期禁用。

(2) 精神疾病，不能配合治疗者禁用。

(3) 震颤不止、躁动不安、眼睑有瘢痕组织者慎用。

四、注意事项

(1) 针前要做好解释工作，避免患者的恐惧心理。

(2) 起针要慢，要用无菌干棉球按压针孔避免出血。

(3) 一旦患者出现晕针和出血现象，要按常规处理。

第六节　手针技术

手针技术是指针刺手部的特定区域以治疗疾病的一种针刺技术。该技术的产生以生物全息理论为基础，即把内部脏腑组织器官缩影投射于手部特定区域，通过刺激相应反应区，达到调整脏腑、治病防病的目的。手针技术在临床上常被用于治疗各类急性痛症（如急性腰扭伤、头痛、胃痛、痛经、坐骨神经痛等），对产后缺乳、支气管炎、哮喘、心律失常、皮肤瘙痒症等也有较好的效果。

一、常用器具及基本操作方法

（一）常用针具

手针技术常用针具以直径为 0.35mm、长 15~25mm 的毫针为主。

（二）选穴方法

1. 手针的基本全息图象

手针的全息图象框架以手象针为代表。手上有数个不同的人形穴区图，这些穴区图符合生物全息律的特点。在临床上常用的是手纵向排列的全息象和横向排列的全息象。

（1）纵向排列的全息象　就像一个俯卧的人形。中指为头项，示指、环指为上肢，拇指、小指为下肢，第 3 掌骨为脊柱。其余的身体器官依次排列。人体阳面的组织器官，在方氏手象针里称之为手伏象（图 4-10）。同理，人体阴面的组织器官称为手伏脏。

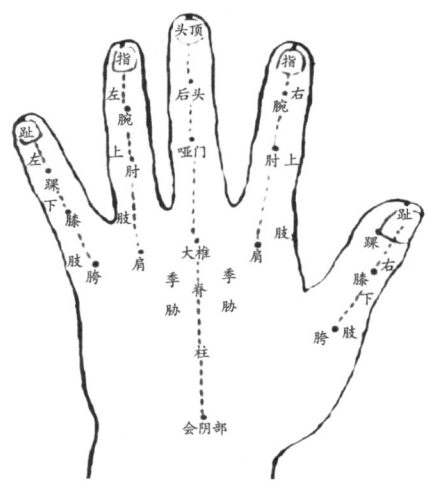

图 4-10　手伏象示意图

(2) 横象排列的全息象　把手示指、小指向前伸出，又可以得到一个"全息人象"的雏形：桡骨小头及第1掌骨为头项，示指为上肢，小指为下肢，掌面及掌背分别为躯干的内侧、外侧。其外侧称为横伏象（图4-11），其内侧称为横伏脏。

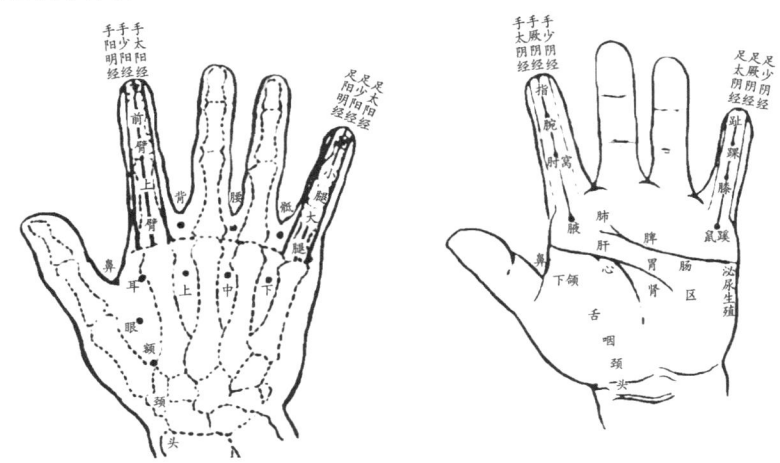

图 4-11　横伏象示意图

2. 手针取穴、配方

手针取穴主要有4种方法。

(1) 按部取穴　按疾病所在部位或脏器取相应的手穴，如眼病取眼点、肩痛取肩点、腰扭伤取腰腿点等。

(2) 对应取穴　针对某些症状选取相应的手穴，如咳嗽、哮喘选咳喘点，高血压取降压沟等。

(3) 据中医理论取穴　依据传统的脏腑经络学说选穴，如失眠取心点，因心主神明；泌尿生殖系统疾病取足跟点等。

(4) 综合取穴　将多种取穴法所选之穴，结合运用。如皮肤瘙痒症，可按症状取止痒点；按中医理论"肺主皮毛"取肺点，组合成方。

一般而言，手针技术取穴配方宜精，选用1~3穴为宜。手针技术以同侧取穴为主，即左侧有病，取左侧穴位；右侧有病，取右侧穴位；两侧有病或内脏病可取两侧穴位。

（三）基本操作方法

1. 进针

（1）一般进针法　令患者手呈自然弯曲位，术者手持毫针，针尖紧靠骨膜外面而垂直于掌面，直刺入穴位，以不刺入骨膜为准，深度2~5mm为宜。此法适用于多数手穴。

（2）特殊进针法　此法依穴位不同而有所差别。腰腿点针刺时，要求患者略握拳，腕关节呈背屈位。针身应与皮肤表面成45°角，针尖略向掌心，从伸指肌腱与掌骨之间刺入，深约10mm为宜。如针坐骨神经点，先直刺，深约5mm，以刺至骨膜为度（针尖有明显抵触，患者自觉针感强烈），得气后留针1~3秒钟，再提针斜刺向上刺至骨膜。

2. 行针

一般采用小幅度捻转之法。若治疗疼痛性病症，则须用较大幅度捻转结合提插的强刺激手法，持续运针2~3分钟，并嘱患者尽量活动病痛处或做局部按摩；痛止后，尚须继续行针1~3分钟。

3. 留针时间

手针技术的留针时间为5~15分钟，疼痛性疾病可适当延长留针时间。有些疾病则可采取间断留针法，如以睡眠点治失眠时可先直刺15mm，捻转2分钟，留针2分钟，再捻转2分钟后留针。

4. 疗程

手针技术治疗急性病可每日1~2次，不计疗程；慢性疾病每日或隔日1次，10次为1个疗程。

二、中风的手针治疗技术

1. 治则治法

醒脑开窍，通经活络。

2. 操作步骤

采用指骨间缝排刺，将手背示指、中指两指之间的骨间缝定为第Ⅰ骨间缝，将中指、环指两指之间的骨间缝定为第Ⅱ骨间缝，将环指、小指两指之间的骨间缝定为第Ⅲ骨间缝。手背第Ⅰ骨间缝之间常规消毒后，选择直径0.3mm、长25mm一次性无菌针，注意避开血管与指骨后，从第Ⅰ骨间缝的掌指关节附近开始向近端排刺，每隔15mm直刺1针；依据患者手指骨间肌肉丰厚程度刺入8~10mm，采用平补平泻法，直至患者有酸、麻、胀、痛的得气感。第Ⅱ、第Ⅲ骨间缝针刺方法与上述相同。留针30分钟后起针，每日1次。10日为1个疗程，疗程间休息3日，共治疗3个疗程。

三、禁忌证

与针刺的共同禁忌证相同。

四、注意事项

（1）手针技术针感较体针为强，治疗前宜向患者充分解释，以避免发生晕针。

（2）针刺手穴，特别是沿骨膜斜刺时易损伤骨膜，故应注意手法轻柔。

（3）严格消毒，防止发生感染。

（4）手部血管较为丰富，针刺时手法宜轻柔，避免引起手掌部血肿。

第七节　腕踝针技术

腕踝针技术是以针刺人体的腕部及踝部区域来治疗疾病的针刺操作技术。其理论依据为将脏腑与体表不同区域相关联，再将不同体表区域与腕踝部各个区域相对应,然后通过刺激腕踝部特定区域,达到治疗相应脏腑疾病的目的。腕踝针技术在临床上常被用于治疗各种痛症,也可被用于神经系统疾病及内科疾病的治疗。

一、常用器具及基本操作方法

(一)常用针具

腕踝针技术常用针具以25mm或40mm长毫针为主。

(二)选穴方法

1. 分区定位及选穴

(1)人体分区定位　图4-12、图4-13。

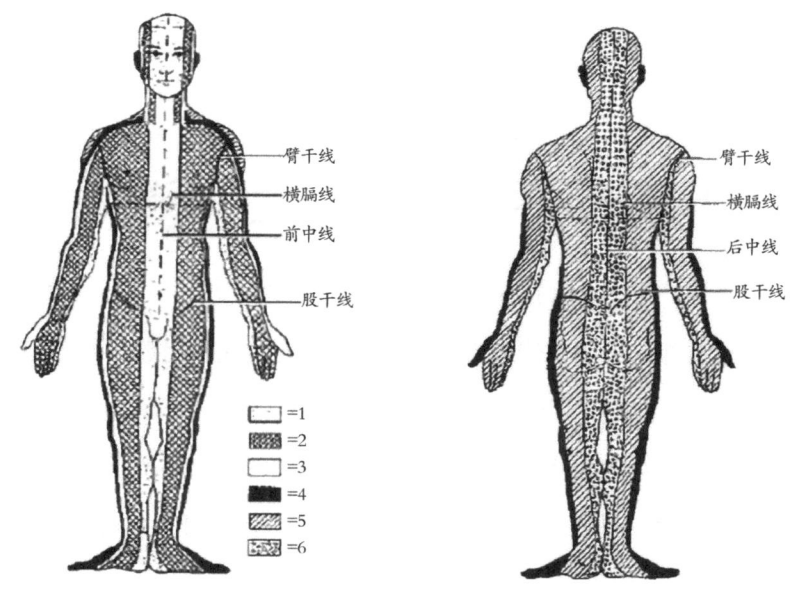

图4-12　人体正面分区　　图4-13　人体背面分区

腕踝针技术将人体表面分为6个区,以数字1、2、3、4、5、6分别命名。每一个区都与它所覆盖的内部器官相关联。

(2)腕踝部分区定位　图4-14、图4-15。

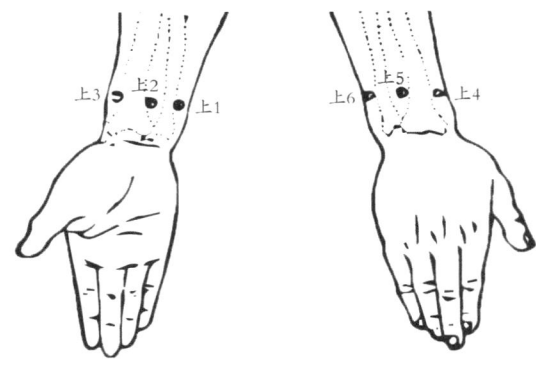

图 4-14 腕部进针点示意图

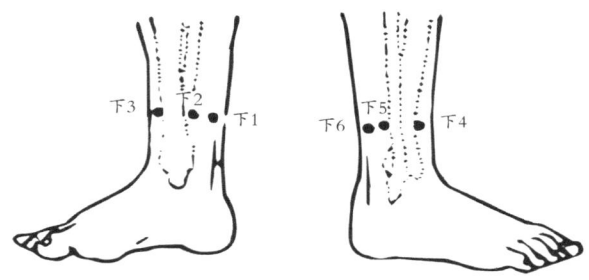

图 4-15 踝部进针点示意图

腕部与踝部分别确定刺激点,并按身体分区的规律用数字1、2、3、4、5、6予以相应的命名,即可确定治疗点。根据治疗点在腕部与踝部的位置不同,将腕部的治疗点命名为上1至上6,踝关节的治疗点命名为下1至下6。这样在人体四肢上,每部肢体可以得到6个治疗点,全身共可得到12个进针穴位,每个穴位分左、右两侧共得到24个治疗点。

2. 选穴原则

选取病症所在的同侧同区域穴进行治疗。具体取穴时,横膈线以上的病症选腕部穴点,横膈线以下的病症选踝部穴点。若病症跨上、下两分区时,则可同时取上、下穴点组方;如为前正中线病症,可选上1和下1组方。

3. 配穴方法

可根据病患部位的区域指向配穴。如偏瘫，可取上 5、下 4 进行配穴。对难以确定部位的区域跨向疾病，如失眠、盗汗、全身瘙痒症等病症，可取左、右两侧穴点加以组方。

(二) 基本操作方法

1. 进针

常规消毒，医生一手固定穴点上部，以拇指、示指拉紧皮肤，另一手拇指在下，示指、中指在上夹持针柄，针与皮肤呈 30°角，快速进入皮下，使针体循肢体纵轴沿真皮下行进，以针下有松软感为宜。如患者有酸、麻、胀、痛、沉等感觉，表明针体已深入筋膜下层，属进针过深，宜将针外退至浅表处。刚开始进针时，局部可稍感疼痛，待针刺入后疼痛应立即消失。为了保证针在皮下，针尖入皮肤后，放开持针手指，则针自然垂倒并贴近皮肤表面。进针方向以朝病端为原则，如病症在指或趾，针尖向下；如病症在头胸或腰膝，针尖向上。针刺深度以露出针身 2mm 为宜，进针后将针循纵线沿皮下平刺插入；但针上、下的 1 或 6 穴时，针体应与腕部或踝部的边缘平行。

2. 留针

一般留针 30 分钟。疼痛性病症或某些慢性病可适当延长留针时间。

二、中风的腕踝针治疗技术

(一) 治则治法

醒脑开窍，通经活络。

(二) 操作步骤

1. 部位选择

根据中风的不同症状和体征，选择相应的腕踝针技术进针点。上肢瘫痪常取上1、上2、上3等部位，下肢瘫痪常取下1、下2、下3等部位。

2. 操作

医生用左手固定进针部位，右手持针，针尖朝向上肢或下肢的远端，与皮肤呈30°角快速刺入皮下，然后将针体放平，紧贴皮肤表面刺入1.2~1.5寸。

(1) 行针　一般采用平补平泻法，即进针后不提插、不捻转，或轻微提插、捻转，以患者局部有轻微的胀、麻感为度。

(2) 留针　留针30~60分钟，其间可适当行针1~2次，以加强针感。

(3) 出针　留针时间结束后缓慢将针拔出，用无菌干棉球按压针孔片刻，以防出血。

在使用腕踝针技术治疗时，需要注意针刺的角度、深度和手法，避免损伤血管、神经等组织。同时，要根据患者的病情和身体状况，合理调整针刺的部位、频率和强度。对于病情较重、体质较弱的患者，应适当减少针刺的数量和刺激强度。10日为1个疗程。

三、禁忌证

(1) 腕踝畸形、青筋暴露、血管隆起、腕踝部脂肪过少的患者要充分评估治疗的可行性。

(2) 其余禁忌证与针刺的共同禁忌证相同。

四、注意事项

(1) 如穴点皮下有较粗的血管，或针刺入后有显著疼痛，进针点宜适当移位。移动进针点，应注意遵循移点不离线的原则，即沿纵线方向移位，不能向两旁移点。

(2) 若针刺过程中出现晕针意外，应迅速取针，并令患者平卧。

(3) 腕踝针技术不强调针感。进针时患者有触电感，疼痛明显或医生感觉针尖触及坚硬组织时，应退针。

第八节 三棱针技术

三棱针技术是用三棱针刺入血络或腧穴，放出适量血液以达到治疗疾病目的的一种操作技术，具有通经活络、开窍泻热、调和气血、消肿止痛等作用。三棱针技术在临床上主要被用于各种实证、热证或瘀血、疼痛等的治疗。

一、常用器具及基本操作方法

（一）常用器具

三棱针是一种用不锈钢制成，针长约6cm，针柄稍粗呈圆柱形，针身呈三棱状，尖端三面有刃，针尖锋利的针具，分大、中、小3种类型。在临床上可根据不同病症及患者形体强弱，适当选择用针型号。针身应光滑，无锈蚀，针尖应锐利、无倒钩（图4-16）。

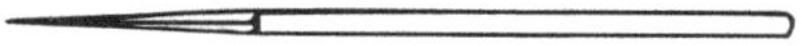

图 4-16 三棱针

（二）基本操作方法

1. 消毒

（1）针具消毒　针具使用前应高温高压消毒，或宜选择一次性三棱针。

（2）操作部位消毒　用酒精消毒，或先用2%碘酒消毒，待稍干后再用酒精脱碘。

（3）医生消毒　医生双手应用肥皂水清洗干净，再用酒精棉签消毒。

2. 选穴方法

根据治疗方案选取穴位，一般选取穴位处或穴位附近瘀阻明显的血络。

3. 体位选择

体位选择要以医生能正确取穴，操作方便，患者感觉舒适为原则。选取头项、上背部穴位时取俯伏坐位；选取头面、颈、胸部穴位时取仰靠坐位；选取背部、腰、臀及下肢后部穴位时取伏卧位；选取头面、胸腹及四肢部穴位时取仰卧位；选取身体侧部穴位时取侧卧位（图4-17）。为了使体表络脉充盈，有时需要采取特殊的体位和方式。如急性腰扭伤取腘静脉委中放血，需要患者站立位。刺络时患者局部暴露应充分，以便于医生操作及出血处理。

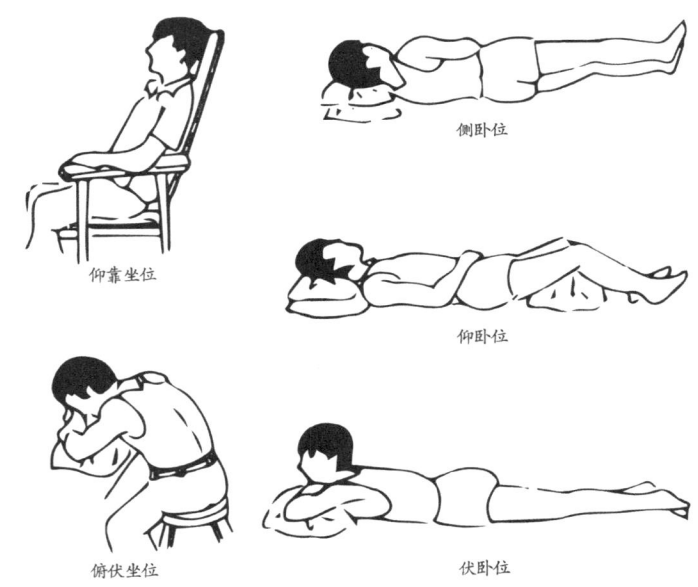

图 4-17 三棱针技术常用体位

4. 针刺方法

三棱针刺法分为点刺法、散刺法、刺络法、挑治法。

（1）点刺法 点刺法，即用三棱针快速刺入人体特定浅表部位后快速出针的方法（图4-18）。针刺前，在点刺穴位的上、下用手指向针刺处推按，使血液积聚于针刺部位，继之用2%碘酒棉球消毒，再用酒精棉球脱碘。针刺时，左手拇指、示指、中指三指固定点刺部位，右手持针，用拇指、示指两指捏住针柄，中指指腹紧靠针身下端，针尖露出3~5mm。对准已消毒的部位，刺入3~5mm，随即将针迅速退出，后轻轻挤压针孔周围，使出血少许，然后用无菌干棉球按压针孔。此法多用于指、趾末端的十宣、十二井穴和耳尖及头面部的攒竹、上星、太阳等穴位。

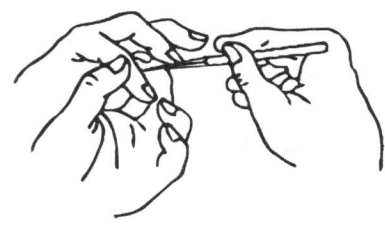

图4-18　点刺法示意图

（2）散刺法　散刺法，即用三棱针在病变局部及其周围施行多点点刺的方法，又叫"豹纹刺"（图4-19）。操作时，根据病变部位大小不同，可刺10~20针，由病变外缘呈环形向中心点刺，以促使瘀血或水肿得以排除，达到祛瘀生新、通经活络的目的。此法多用于局部瘀血、血肿或水肿、顽癣等。

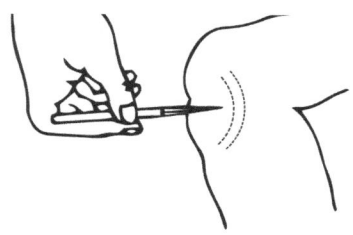

图4-19　散刺法示意图

（3）刺络法　刺络法，即用三棱针刺破人体特定部位的血络或静脉，放出适量血液的方法（图4-20）。操作时，可先用止血带，结扎在针刺部位上端（近心端），然后常规消毒。针刺时左手拇指压在被针刺部位下端，右手持三棱针对准针刺部位的静脉，刺入脉中 2~3mm，立即将针退出，使其流出少量血液，出血停止后再用无菌干棉球按压针孔。出血时也可轻轻按压静脉上端，以助瘀血外出，毒邪得泻。此法多用于曲泽、委中等穴位，治疗急性吐泻、中暑、发热等病症。

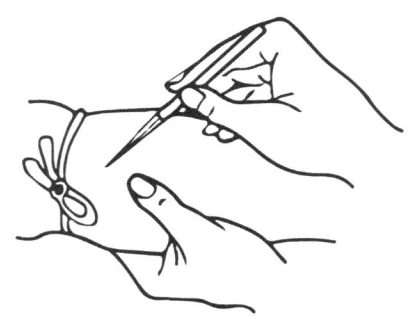

图 4-20　刺络法示意图

（4）挑治法　挑治法，即用三棱针刺入人体特定部位，挑破皮肤或皮下组织的方法（图 4-21）。操作时，用左手按压施术部位两侧，或捏起皮肤，使皮肤固定，右手持针迅速刺入皮肤 1~2mm，随即将针身倾斜挑破皮肤，使之出少量血液或少量黏液。也有刺入 5mm 左右，再将针身倾斜并使针尖轻轻挑起，挑断皮下部分白色纤维组织，然后出针，覆盖敷料。此法常用于肩周炎、胃痛、颈椎综合征、失眠、支气管哮喘、血管神经性头痛等病症。

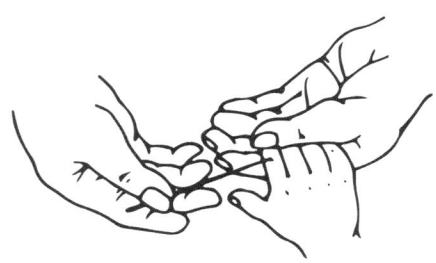

图 4-21　挑治法示意图

5. 出血量的确定

三棱针点刺出血量的多少与治疗效果相关。原则上应考虑以下几方面因素。

（1）体质　体格强壮，气血旺盛者，出血量可稍多；妇女及年老体弱者，出血量应偏少。

（2）部位　头面、四肢末端指（趾）部，出血量宜少；四肢部，出血量可略多。

（3）病情　阳证、实证、热证、新病，出血量宜多；阴证、虚证、久病，出血量宜少。

（4）具体操作　在具体操作时，对出血量的定量一般分为以下4种。①微量：出血量在1ml以下。②少量：出血量在1~5ml。③中等量：出血量在5~10ml。④大量：出血量在10ml以上，可达几十或者上百毫升。

6. 出针后处理

出针后出血，一般任其自然停止即可，后宜用无菌干棉球或棉签擦拭或按压，注意无菌操作防止感染。

二、中风的三棱针治疗技术

（一）治则治法

醒脑开窍，通经活络。

（二）操作步骤

1. 穴位选择

根据患者的具体病情和体质，选取合适的穴位。常用穴位有十二井穴（少商、商阳、中冲、关冲、少冲、少泽等）、人中、委中、尺泽等。

2. 操作

医生手持三棱针，采用适当的进针手法。对于十二井穴等手指末端的穴位，通常采用点刺法，即快速刺入穴位皮肤 0.1~0.2 寸，然后迅速出针，让穴位出血数滴。人中穴位一般向上斜刺 0.3~0.5 寸，采用雀啄法，以局部皮肤潮红或出血为度。委中、尺泽等穴位可采用直刺法，刺入穴位 1~1.5 寸，然后轻轻提插针柄，使穴位局部产生酸、胀感，再出针，让血液自然流出一些，也可根据病情需要采用挤压或拔罐等方法促使血液排出。

3. 出血量控制

三棱针治疗中风时，出血量的控制非常重要。一般来说，根据患者的体质、病情和穴位的不同，出血量有所差异。对于体质较强、病情较重的患者，出血量可适当多一些，但也不宜过多，以每次每个穴位出血 5~10 滴为宜；对于体质较弱或年老体衰的患者，出血量应少一些，每个穴位出血 2~3 滴即可。在治疗过程中，要密切观察患者的面色、脉象等变化，如出现头晕、心慌等不适症状，应立即停止操作，并采取相应的措施。

4. 治疗频率

三棱针治疗中风一般每周进行 2~3 次，具体频率可根据患者的病情和身体反应进行调整。在病情较重的急性期，可适当增加治疗次数；在病情稳定的恢复期，可逐渐减少治疗次数。

三、禁忌证

(1) 传染病和严重心、肝、肾功能损害者。

(2) 动脉禁刺。

(3) 血友病、血小板减少性紫癜等凝血机制障碍者。

(4) 外伤有大出血者。

四、注意事项

(1) 体质虚弱、贫血严重及低血压者，慎用此法。对于饥饿、疲劳、精神高度紧张者，宜进食、休息、精神放松后施治。

（2）对于重度下肢静脉曲张者，慎刺。一般下肢静脉曲张者，应选取边缘较小的静脉，并注意控制出血量。

（3）出针后，当出血量达到要求时应予以止血，可用无菌干棉球按压针孔 5~10 分钟；若出血量不足或不出血，则在出针后挤压针孔，使之出血，或按摩近心端血络，以加速出血或加用拔火罐吸拔血液。

（4）施术后患者宜适当休息后离开。若发生晕针或晕血，应迅速停止施术，静卧片刻或抬高双腿，头部放低（不用枕头），或适量饮水，或使用艾条灸百会穴等。

第九节　皮内针技术

皮内针技术是以皮内针刺入并固定于腧穴部位的皮内或皮下进行较长时间刺激以治疗疾病的技术。在临床上主要包括揿钉型皮内针（又称图钉型皮内针）和颗粒型皮内针（又称麦粒型皮内针）两种针具。皮内针技术具有作用时间长、操作方便等特点，主要被用于慢性疾病和疼痛类疾病如颈、肩、腰、腿疼痛，头痛，痛经、失眠、焦虑症等的治疗。

一、常用器具及基本操作方法

（一）常用针具

1. 揿钉型皮内针

如图 4-22 所示：针身长 2~2.5mm，针身直径 0.28~0.30mm(30~32 号)，针柄呈圆形，针柄直径 4mm，针身与针柄垂直。在临床上以针身长度为 2mm 和针身粗细为直径 0.28mm(32 号)者最常用。揿钉型皮内针多用于面部及耳穴等须垂直浅刺的部位，也可用于皮肤屈伸度较大的部位。

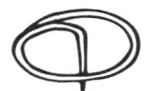

图 4-22　揿钉型皮内针

2. 颗粒型皮内针

如图 4-23 所示：针身长 5~10mm，针身直径 0.28mm（32 号），针柄呈圆形，针柄直径 3mm，针身与针柄在同一平面。颗粒型皮内针可应用于身体大部分皮肤平坦、屈伸度不大的部位，头颈、背部及四肢部均可埋针。

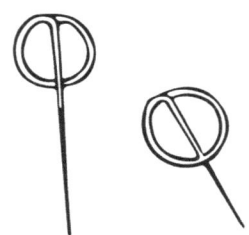

图 4-23　颗粒型皮内针

（二）基本操作方法

1. 定位

根据不同的疾病部位，选取不同的穴位。对于痛症，一般以局部取穴为主；对于各类慢性疾病，可取相应的背俞穴。

2. 消毒

无菌操作，局部常规消毒。

3. 进针方法

（1）揿钉型皮内针操作　用镊子夹住针柄，将针尖对准穴位，垂直刺入，然后以 1.0cm×1.0cm 胶布将针柄固定于皮肤，要求圆环平整地贴在皮肤上，并用指腹按压，无刺痛即可。

（2）颗粒型皮内针操作　以左手拇指、示指按压穴位上、下皮肤，稍用力将针刺部皮肤撑开固定，右手用镊子的尖端夹持皮内针圆环中之针体，对准腧穴与皮肤成15°角横刺入皮内 5~7mm，皮内针的方向与经脉走向成"十"字交叉，循行是自上而下，针则为自左向右或自右向左的横刺。皮内针刺入皮内后，在露出皮外部分粘贴一块小方形（1.0cm×1.0cm）胶布，再用一条较前稍大的胶布固定，而皮肤过敏者可选用特殊材质的防过敏胶布，然后用指腹轻轻按压皮内针，以检查是否有刺痛。如有刺痛，可剥去胶布，用镊子把皮内针退出少许，再用指腹按压是否还有刺痛，若无刺痛，则胶布如前固定。

4. 埋针时间

埋针时间的长短可根据病情和季节决定，一般为3日左右。平时要注意检查，防止感染。埋针期间，可每日按压数次，以增加刺激量。

5. 取针

取针时用镊子夹住皮下有针体的一头胶布，并向另一头方向剥离，皮内针即能退出。

二、中风的皮内针治疗技术

（一）治则治法

醒脑开窍，通经活络。

（二）操作步骤

1. 取穴

头部的百会、四神聪、风池、太阳等，以及肢体部的肩髃、曲池、手三里、外关、合谷、环跳、阳陵泉、足三里、三阴交、太冲等。这些穴位分别属于督脉、足少阳胆经、手阳明大肠经、足阳明胃经、足太阴脾经、足厥阴肝经等经络，可起到醒脑开窍、通经活络的作用。

2. 针刺操作

(1) 揿钉型皮内针　将针放在预先准备好的小方块胶布中央，然后用镊子将胶布连同皮内针一起拿起，对准穴位贴压下去，使针尖刺入皮内。针刺深度一般为 0.2~0.3 寸。

(2) 颗粒型皮内针　用镊子夹住针柄，将针尖对准穴位，轻轻刺入皮内，使针身埋于皮内，然后用胶布固定。针刺深度一般为 0.5~1 寸，以患者感到轻微酸、胀或无明显不适感为宜。

(3) 留针时间　一般留针 2~3 日，其间患者可正常活动，但要注意避免针具受到碰撞或沾水。

(4) 起针　留针时间结束后用镊子夹住针柄，轻轻将针拔出。起针后用无菌干棉球按压针孔片刻，以防出血。

三、禁忌证

(1) 关节处、红肿局部、皮肤化脓感染处、紫癜和瘢痕处，均不宜埋针。

(2) 皮肤过敏患者、出血性疾病患者也不宜埋针。

四、注意事项

(1) 穴位、针具、镊子需要常规消毒。

(2) 埋针处不宜用水浸泡。夏季多汗时，要检查埋针处有无汗浸、皮肤发红等。若埋针发生疼痛，可以调整针的深度、方向。若埋针处发红、疼痛，有感染现象，立即取针，必要时可给予外科包扎处理。

(3) 患者可以用手指间断按压针柄，以加强刺激量，提高效果。

第十节　火针技术

火针技术，是用一种特制的针具，经加热烧红后采用一定的手法刺入到人体腧穴或患处的一种针刺治疗方法。火针作为针刺技术中的一种特殊针法，具有温通经络、扶正助阳、祛邪引热的功效，在临床上可以单独使用或与其他针法结合应用。火针技术常被用于颈、肩、腰、腿、关节疼痛，以及带状疱疹、湿疹、白癜风、银屑病等临床常见病和难治性疾病的治疗。

一、常用器具和基本操作方法

1. 常用器具

火针作为一种特殊针具，其制作的材料不同于一般毫针，根据临床需要分为粗、中粗、细3类。细火针为针体直径不超过0.5mm的火针，适用于面部、四肢等皮肉浅薄部位；中粗火针的针体直径0.8mm，适用范围较广泛，除面部穴位及肌肉浅薄的部位外，其他部位包括四肢、躯干、所有压痛点和病灶周围均可应用；粗火针的针体直径1.1mm或更粗，主要用于针刺病灶部位，如窦道、痔漏、淋巴结核、痈疽、乳痈、臁疮、腱鞘囊肿、皮肤病变等。

2. 基本操作方法

操作步骤包括消毒、烧针、进针、行针、留针、出针。

火针的进针角度以直刺为多，对于疣、赘生物等可采用斜刺法。进针深度由针刺部位、疾病、体质等多因素决定。胸部、背部一般不超过3mm，四肢可刺入超过10mm。

3. 刺法

火针技术的刺法可分为经穴刺法、痛点刺法、密刺法、围刺法、散刺法等。

（1）经穴刺法　根据临床表现辨证选穴，在经穴上施以火针。本法主要适用于内科疾病，针具以细火针、中粗火针为主。进针的深浅较毫针要相对浅一些。

（2）痛点刺法（点刺法）　根据临床症状、辨证归经，在经络上选择一定的穴位，或在病灶部位寻找最明显的压痛点，在该点上施以点刺。本法适用于各种肌肉痛、关节痛、神经痛，针具以中粗火针为主。进针的深度较经穴刺法可以适当深一些。

（3）密刺法　一种使用中粗火针密集地刺激病灶局部的刺法。密集程度取决于病变的轻重。病情重趋于密，每针相隔10mm；病情轻趋于疏，每针相隔15mm。本法主要适用于增生性、角化性皮肤疾病，如神经性皮炎等。针刺深浅要适度，一般以火针针尖透过皮肤病变组织而又刚接触到正常组织的深度为宜。

（4）围刺法　围绕病灶周围行针刺的一种刺法。其进针点多选择在病灶与正常组织交界之处，主要适用于皮肤科、外科疾病，以中粗火针为宜，进针的间隔距离以10~15mm为宜。针刺的深浅应视病灶深浅而定。有时可直接刺络脉出血，以祛除瘀滞，可促进局部红肿消退。

（5）散刺法　以火针疏散地刺在病灶部位上的一种刺法，多用于治疗麻木、瘙痒、拘挛和痛证。一般每隔15mm刺1针。针具最好选用细火针，刺激以较浅为宜。

二、中风的火针治疗技术

（一）治则治法

醒脑开窍，通经活络。

（二）操作步骤

1. 取穴

头部的百会、神庭、本神等，可醒脑开窍；肢体穴位如曲池、合谷、足三里、三阴交等，可通经活络。根据患者的具体情况，也可进行辨证配穴。

2. 操作

（1）火针烧针　点燃酒精灯，左手持酒精灯，右手持火针，将针尖和针体的前1/3段置于火焰的外焰部位加热。待针体烧至通红（根据火针粗细和治疗需要掌握烧针时间和温度），迅速将火针从酒精灯火焰上移开。

（2）针刺操作　快速准确地将烧红的火针刺入穴位，根据穴位的不同和病情的需要，掌握合适的针刺深度。一般来说，头部穴位针刺较浅，肢体穴位可适当深刺。进针后迅速出针，整个过程要快，以减少患者的疼痛。对于肌肉丰厚的部位，可适当留针 1~2 分钟，但留针时间不宜过长。一般每周进行 2~3 次火针治疗，5~10 次为 1 个疗程，疗程之间可休息 2~3 日。

三、禁忌证

（1）精神过于紧张的患者，饥饿、劳累及醉酒者。

（2）严重的心脏病患者。

（3）患有出血性疾病者。

（4）糖尿病患者根据病情禁用或慎用。

四、注意事项

（1）操作时注意避开大血管、内脏及重要的器官。

（2）防止烧伤或火灾等意外事故。

（3）体质虚弱的患者应采取卧位。

（4）须向患者交代以下内容：①针后针孔可能发红、发痒，或有高出皮肤的红点，属于正常反应。②针孔瘙痒时，勿搔抓。③当日不要洗澡，保护针孔。④穿宽松衣服，避免摩擦患处。

第十一节　皮肤针技术

皮肤针技术是运用皮肤针叩刺人体体表一定部位或穴位，激发经络功能，调整脏腑气血，以达到防治疾病目的的一种操作技术。皮肤针是用来叩刺人体一定部位或穴位的一种针具，按照工具的形式及针数的不同，有梅花针、七星针、罗汉针和丛针（针数不限）之分。皮肤针技术在临床上常被用于治疗皮肤病、疼痛类疾病、失眠等。

一、常用器具及基本操作方法

（一）常用器具

在临床上常用的皮肤针是七星针（图4-24）。七星针分为集束七星针和散点七星针2种。

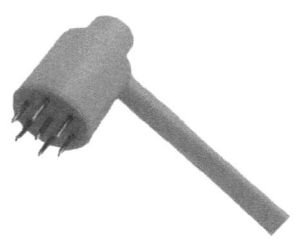

图4-24 七星针

1. 集束七星针

集束七星针有针7支，为直径0.4~0.6mm、长2cm的合金针。它用银丝缠绕成束，安置在针头中，也可用锈花针绑成束夹的筷子上临时应用。它的针尖锐而无芒，针柄多为无弹性的硬质柄。由于7支针尖距离较近，不易刺入表皮损伤毛细血管，刺后针迹只留有一组充血的红点。

2. 散点七星针

散点七星针将7支直径0.4~0.6mm、长5mm的针分别装入针头的针盘内，周围6支、中间1支，针间距离为2mm左右，针锋税利，针柄多为弹性柄，易于刺入皮肤并刺破毛细血管，刺激后针迹处多有出血。

（二）基本操作方法

1. 针具检查及消毒

检查皮肤针针具是否完好，使用要消毒并进行无菌处理。

2. 施术部位消毒

患者取坐位或卧位等舒适体位,并暴露针刺施术部位,用酒精消毒。

3. 施针手法

以右手拇指、中指、环指、小指握住针柄,环指、小指将针柄末端固定于小鱼际处,拇指中指夹持针柄,示指伸直压在针柄上,针头对准皮肤叩刺部位叩击,运用腕部的弹力,使针尖垂直地叩打在皮肤后立即弹出,如此反复叩击,以叩至局部皮肤略见潮红或隐隐出血为度。软柄梅花针的持针是将针柄末端固定在掌心,拇指在上,示指在下,其余手指呈握拳状握住针柄(图4-25)。手持针柄以腕力进行弹叩,遵循先轻后重,着力均匀,由上而下,自内向外,至皮肤潮红充血或有微量出血的原则。注意叩刺速度要均匀。

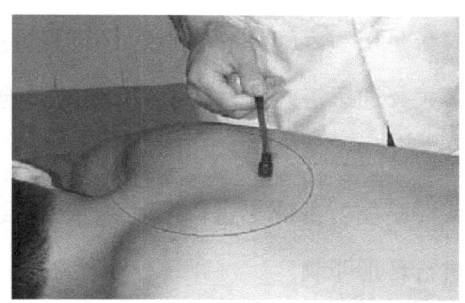

图 4-25　皮肤针扣刺示意图

4. 选穴方法

皮肤针技术的选穴方法可分为循经叩刺、穴位叩刺和局部叩刺 3 种。

(1) 循经叩刺　沿经脉循行路线进行叩刺选穴的一种方法。最常用的是项背腰骶部的督脉及膀胱经。

(2) 穴位叩刺　在穴位处进行叩刺的一种选穴方法。较常用的穴位特定穴有背俞穴、募穴、郄穴、原穴、络穴、华佗夹脊穴等。

(3) 局部叩刺　在患病局部进行叩刺的一种选穴方法。主要包括发病部位、压痛点、敏感点、感觉异常区域及阳性反应物（通过触摸所发现的皮下结节状、条索状物）等。

二、中风的皮肤针治疗技术

（一）治则治法

醒脑开窍，通经活络。

（二）操作步骤

1. 取穴

（1）急性期　以头部穴位为主，如百会、神庭、头维、率谷等穴位，旨在醒脑开窍。

（2）恢复期和后遗症期　除头部穴位外，可根据肢体功能障碍情况选取相应经络上的穴位。上肢可选取肩髃、曲池、合谷、外关等穴位；下肢可选取环跳、阳陵泉、足三里、解溪等穴位。还可根据患者的具体症状，如言语不利可加取廉泉、通里等穴位；口角歪斜加取地仓、颊车等穴位。

2. 叩刺部位

在选定的穴位或经络循行部位上进行叩刺。一般沿经络循行线进行叩刺，或在穴位周围进行环形叩刺。

3. 叩刺操作

（1）持针方法　一般采用握笔式持针法，即右手拇指、示指和中指握住针柄，环指和小指固定针柄末端，针柄与皮肤呈70°~90°角。

（2）叩刺力度　根据患者的体质、病情和耐受程度调整叩刺力度。一般分为轻、中、重3种刺激强度。

轻度刺激：用力较轻，患者局部皮肤仅出现潮红、充血，无出血现象。适用于年老体弱、儿童、初次接受治疗或病情较轻者。

中度刺激：叩刺力度适中，局部皮肤潮红，并可见少量出血点。适用于大多数患者，是临床上常用的刺激强度。

重度刺激：用力较重，局部皮肤可见明显出血点，患者有较强的疼痛感。适用于体质强壮、病情较重、对疼痛耐受较好的患者，但在中风的皮肤针治疗中，重度刺激需谨慎使用。

（3）叩刺频率　一般每分钟叩刺 70~90 次，叩刺要均匀，速度要适中，避免快慢不一或用力不均。

（4）叩刺顺序　一般从头部开始，然后依次为上肢、躯干、下肢。每个部位可叩刺 3~5 遍，穴位处可适当增加叩刺次数。

一般每周进行 2~3 次皮肤针治疗，10~15 次为 1 个疗程，疗程之间可休息 3~5 日。具体疗程可根据患者的病情和恢复情况进行调整。

三、禁忌证

（1）有感染、溃疡、烧伤、创伤或瘢痕等皮肤区域。

（2）有凝血功能障碍者。

四、注意事项

（1）治疗前检查针具，凡针面不平整、针锋参差不齐者，针尖有毛钩或缺损、锈钝者不可用。

（2）针具及针刺局部皮肤应消毒，以防感染。

（3）叩刺时针尖要垂直上、下，用力均匀、避免斜、钩、挑等，以减少患者疼痛。初次治疗患者宜予轻叩刺。

（4）针后如皮肤有过敏样丘疹，应向患者解释清楚，消退后可继续治疗。

（5）重刺有出血者，先用无菌干棉球将渗血擦拭干净，保持清洁，随后再用酒精棉球擦一遍，以防止感染。

第十二节 芒针技术

芒针技术是用针身细长、形如麦芒的针具深刺腧穴治疗疾病的针刺技术。芒针,由九针之一的长针发展而来,其针身细长如麦芒,因其体长刺深,通过穴位刺激,易产生经络感传及气至病所的针感,所以其治疗效果明显。芒针技术在临床上多被用于治疗各种痛症和脏腑病症。

一、常用器具及基本操作方法

(一)常用针具

芒针技术常用针具以直径 0.30~0.35mm、长 100~200mm 的毫针为主。

(二)基本操作方法

1. 刺手和押手的配合

(1)刺手的姿势　用右手(刺手)拇指、示指、中指第 1 关节夹持针柄的稍下方,用环指抵住针身,以使针体和皮肤表面保持垂直。(图 4-26)

(2)押手的姿势　左手(押手)自如地放在穴位表面的皮肤上,中指、环指及小指的第 1 关节自然弯曲 90°左右,3 个指头的指甲尺侧贴于穴位周围,示指端压住穴位旁的皮肤,针身则首先通过拇指与示指第 2 关节横纹之间,其次通过示指末节与中指末节之间进入皮内。(图 4-26)

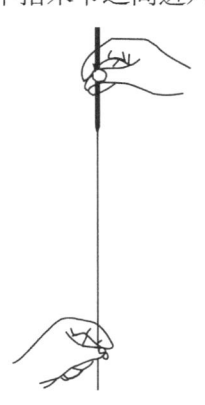

图 4-26　芒针操作

2. 进针

先取好穴位，局部皮肤常规消毒后，刺手持针柄下段，押手拇指、示指两指用无菌干棉球捏住针体下段，使针尖抵触穴位。当针尖贴近穴位皮肤时，双手同时用力，迅速刺过表皮，并缓慢将针刺至所需深度。穿皮时手法动作要敏捷，以减轻患者痛感。捻转宜轻巧，幅度不宜过大，最好在 180°~360° 为宜。

3. 常用针刺手法

(1) 直刺　直刺指与人体穴位表面呈 90° 垂直刺入，直达应刺入的深度。肌肉丰厚处的穴位多采用直刺。

(2) 斜刺　斜刺一般以 40°~60° 进针，从一穴透至病变经络、脏腑相关的腧穴，得气后实施针刺手法。适用于骨隙中的穴位或重要脏器周围。

(3) 横刺　横刺又叫沿皮横刺或横刺沿皮透。横刺进针，循经一针即可刺数穴。多用于头、胸、四肢皮肤浅薄处。

(4) 倒刺　倒刺在于用针方向，如上廉泉穴位，刺时针柄在下，针尖朝上，刺入舌根。

4. 出针

在针刺施术完毕后，即可出针。出针应轻柔缓慢，将针尖提至皮下，再轻轻抽出，同时用无菌干棉球按压针孔以防出血并减轻疼痛。如拔出困难，属滞针，嘱患者放松，并可在针穴上、下沿经脉循行路线轻轻敲打循按，使血行畅通，促使针顺利拔出。

二、中风的芒针治疗技术

(一) 治则治法

醒脑开窍，通经活络。

（二）操作步骤

1. 中风后痉挛性偏瘫

（1）取穴原则　以阳经为主，从筋论治。选取大椎透刺至阳、神道透刺腰阳关，将芒针与通督调神针相结合，醒脑开窍、疏通经络、健脑补髓；选手阳明大肠经的肩髃透刺曲池、足阳明胃经的梁丘透刺伏兔，调节上、下肢经络气血，濡养筋脉，促进肢体恢复。

（2）针刺方法　循经透刺，捻转得气。透刺上肢阳经腧穴时，针尖与皮肤呈 10°~15° 夹角刺入皮下后沿本经循行方向透刺，小幅度捻转；针刺下肢穴位时，较大幅度捻转得气，操作时双手持针，注意避免单侧捻转，可配合小幅度提插。

2. 中风后吞咽障碍

（1）取穴原则　金津、玉液穴位用毫针点刺出血，廉泉向金津、玉液穴位透刺，助津液濡润咽喉。

（2）针刺方法　廉泉透金津、玉液穴位，用毫针透刺或点刺出血，禁止留针。

3. 中风后呃逆

（1）取穴原则　对症选穴，随证治之。常用透刺穴位包括膈俞透三焦俞、鸠尾透中脘、足三里透三阴交、攒竹透鱼腰、内关透郄门。

(2)针刺方法　押手揣穴，缓进缓出。针刺鸠尾透中脘时，押手按压经穴，催发经气，针尖与皮肤呈 15° 左右缓慢刺入；足三里透三阴交采用异经透刺手法；攒竹透鱼腰用提捏进针法；内关透郄门循本经透刺，针刺宜浅。

三、禁忌证

（1）久病体质虚弱者、过饥、过饱、酗酒状态下。

（2）过敏性体质、肿块周围、进行性皮肤病，以及可疑传染病者。

(3) 自发性出血、血液病或损伤后出血不止的患者不宜针刺。有自发性气胸病史及肺心病、肺气肿、肺不张患者不宜针刺。

(4) 诊断未明的急性疾病切勿滥用芒针治疗。

(5) 背部第 11 胸椎两侧、胸第 8 肋间、锁骨中线第 6 肋间以上的腧穴，禁止深刺。两肋及肾区之腧穴，禁止深刺，以免刺伤肝脏、脾脏、肾脏。脾大患者尤为注意。

四、注意事项

(1) 检查针具。针尖要端正不偏、光洁，要尖中带圆，形如"松针"，锐利适度，进针阻力小；针身要光滑挺直，圆正匀称，坚韧而富有弹性，且针身处不可有剥蚀伤痕；针柄缠丝要牢固不松脱，便于捏持施术。

(2) 芒针施术时，针刺穴位顺序一般为自上而下。如果患者需要变换体位，应先背部，再侧部，最后脘腹部。

(3) 针刺时应缓慢，切忌快速行提插手法，遇到阻力须退针或改变方向，以免刺伤内脏或大血管。

(4) 进针后嘱患者不要随意移动体位。

(5) 对肌肉过于紧张坚韧不易进针或皮肤十分松弛者，进针时必须格外小心，可以用转移患者注意力的方法辅助之。

(6) 严格掌握适应证，需要循经或穴位透刺，不可随意深刺。

第十三节　鍉针技术

鍉针为中国古代"九针"之一。鍉针技术是通过对皮肤表面的经络穴位进行按压以治疗疾病的一种操作技术，具有疏导气血、舒经活络的作用。鍉针技术在临床上常被用于治疗疼痛类、消化系统疾病。

一、常用器具及基本操作方法

1. 常用针具

鍉针长 75~100mm，针头钝圆，针柄略微粗大，不刺入皮肤，用于穴位表面的推压。（图 4-27）

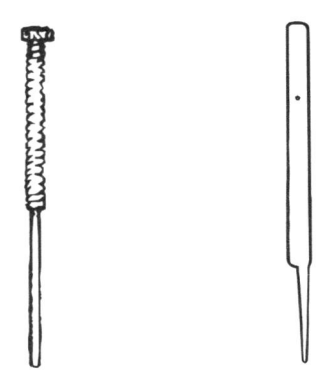

图 4-27　鍉针示意图

2. 刺法

（1）鍉针　按四指持针法或执笔式持针法持鍉针，拿持力度适中，将针头垂直按压在所选取的经络或腧穴上，以得气为度。每穴每次按压 2~5 分钟，每日或隔日 1 次，10~15 日为 1 个疗程。

（2）电鍉针　使用前将各调节旋钮调至零位，将导线连接到脉冲电针治疗仪上，接通电源，将无关电极导线连接于所取经络腧穴的同侧肢体上（宜在腕踝上部），在相应的经络腧穴部位涂以导电液或导电膏，将针头按压在相应经络腧穴上，调节仪器输出旋钮。刺激强度以患者可耐受为度。刺激时间与疗程参照鍉针。治疗结束后，将治疗仪器控制旋钮置回零位，取下电极，关闭电源开关。

（3）声电鍉针　把音量及各参数开关调至零位，将电鍉针导线连接到声电治疗仪器上，接通电源，将无关电极导线连接于所取经络腧穴的同侧肢体上，在相应的经络腧穴部位涂以导电液或导电膏，将针头按压在相应经络腧穴上，调节仪器输出旋钮，选取相应的乐曲，打开播放乐曲开关。输出的刺激强度以患者可耐受为度。刺激时间与疗程参照锟针。治疗完毕，应先将输出功率调节旋钮转至零位，取下电极，关闭电源。

3. 选穴方法

根据疾病的不同选取适当的经络或腧穴。

二、中风的锟针治疗技术

（一）治则治法

醒脑开窍，通经活络。

（二）操作步骤

1. 选穴

常选取百会、神庭、水沟、内关、三阴交等穴位。

2. 配穴

根据患者具体症状进行配穴。如肢体偏瘫者，可加肩髃、曲池、足三里等穴位；言语障碍者，可配廉泉、通里等穴位。

3. 操作

医生手持锟针，使其与皮肤表面呈垂直方向，轻轻按压穴位。用力要均匀、适度，以患者感觉局部有酸、麻、胀、重等得气感为度，避免用力过猛导致皮肤损伤。一般每个穴位按压持续1~2分钟，按压过程中可根据患者的耐受程度适当调整按压力度。每日1次，15日为1个疗程。

三、禁忌证

(1) 出血倾向、严重高血压及心脏病患者。

(2) 骨折部位、感染部位。

(3) 皮肤对金属过敏者。

(4) 骨骼、脏器内有金属内置物及装有心脏起搏器者禁用电锟针及声电锟针。

四、注意事项

(1) 患者过饥、过饱或过于疲劳时慎用锟针。避免刺激过强，以免发生晕针。

(2) 锟针操作时宜垂直按压，不宜斜按。

(3) 电锟针、声电锟针使用时应注意检查仪器是否漏电。

第十四节　穴位注射技术

穴位注射技术是将小剂量药物注入穴内以治疗疾病的一种操作技术。本技术通过药物在穴位的吸收过程中产生对穴位的刺激，利用药物与腧穴的双重作用来达到治疗疾病的目的。穴位注射技术适用于多种慢性疾病。

一、常用器具及基本操作方法

1. 常用器具及药物

(1) 常用器具　根据使用药物的剂量大小及针刺的穴位选用不同型号的一次性无菌注射器和针头。常用针头为4~6号普通注射针头，而牙科用5号长针头及封闭用长针头。

(2) 常用药物　根据临床需要通常使用以下几类药物。①中草药注射剂：如复方当归注射液、丹参注射液等中药注射液。②维生素注射剂：如维生素B_1、维生素B_6、维生素B_{12}等注射液。③其他常用药物：如葡萄糖注射液、生理盐水、盐酸利多卡因注射液、注射用水等。多数供肌内注射用的药物可考虑作小剂量穴位注射。

2. 基本操作方法

根据所选穴位及用药量的不同选择合适的注射器和针头。局部皮肤常规消毒后，用无痛快速进针法将针刺入皮下组织，然后缓慢推进或上、下提插，探得酸、胀等得气感应后回抽一下，如无回血，即可将药物推入。

(1) 操作　一般疾病用中等速度推入药液；慢性疾病及体弱者用轻刺激，将药液缓慢轻轻推入；急性疾病及体强者可用强刺激，快速将药液推入。如需要注入较多药液，可将注射针由深部逐步提出到浅层，边退边推药，或将注射针更换几个方向注射药液。

(2) 注射角度与深度　根据穴位所在部位与病变的不同要求，决定针刺角度及深度。同一穴位可从不同的角度刺入。也可按病情需要决定注射深度，如三叉神经痛于面部有触痛点，可在皮内注射成一"皮丘"；腰肌劳损多在深部，注射时宜适当深刺等。

(3) 药物剂量　穴位注射的用药剂量取决于注射部位及药物的性质和浓度。头面部和耳穴等处用药量较小，每个穴位1次注入药量为0.1~0.5ml；四肢及腰背部肌肉丰厚处用药量较大，每个穴位1次注入药量为1~5ml。刺激性较小的药物，如葡萄糖、生理盐水等用量较大，如软组织劳损时，局部注射葡萄糖液可用10~20ml，而刺激性较大的药物（如酒精）及特异性药物（如阿托品、抗生素）一般用量较小，即所谓小剂量穴位注射，每次用量多为常规用量的1/10~1/3。中药注射液的常用量为1~2ml。

(4) 疗程　每日或隔日注射1次，反应强烈者也可隔2~3日1次，穴位可左右交替使用。疗程根据病情确定，一般10次为1个疗程，疗程之间宜间隔5~7日。

二、中风的穴位注射治疗技术

(一) 治则治法

醒脑开窍，通经活络。

(二)操作步骤

1. 选穴

据中风的不同证型和临床表现,选取相应的穴位。常用穴位包括上肢的曲池、合谷、手三里、内关等穴位;下肢的足三里、阳陵泉、三阴交、环跳等穴位。

2. 操作

患者取侧卧位。常用丹参注射液、川芎注射液、维生素 B_1 注射液、维生素 B_{12} 注射液等,且要根据病情及辨证选穴。依据患者病情每次选 3~5 个穴位,常规消毒后,快速刺入所取穴位皮下,缓慢进针 15~25mm,有酸、胀得气感后回抽无血,缓慢注入药液 1~1.5ml,每日 1 次,10 次为 1 个疗程,共治疗 2 个疗程。2 个疗程间隔 5 日。

三、禁忌证

(1) 穴位局部感染或有较严重皮肤病者局部穴位不用。

(2) 诊断尚不清的意识障碍患者。

(3) 对某种药物过敏者,禁用该药。

四、注意事项

(1) 治疗前应对患者说明治疗特点和注射后的正常反应,以消除患者顾虑。

(2) 严格遵守无菌操作,防止感染,最好每注射 1 个穴位换 1 个针头。如因消毒不严而引起局部反应、发热等,应及时处理。

(3) 操作前应熟悉药物的性能、药理作用、使用剂量、配伍禁忌、不良反应和过敏反应等。不良反应较严重的药物,不宜采用。刺激作用较强的药物,应谨慎使用。

(4) 切勿将药物注入关节腔、脊髓腔和血管内。注射时如回抽有血,必须避开血管后再注射。

（5）在神经干旁注射时，必须避开神经干，或浅刺以不达神经干所在的深度。如神经干较浅，可超过神经干之深度，以避开神经干。如针尖触到神经干，患者有触电感，就须退针，改换角度，避开神经干后再注射，以免损伤神经，带来不良后果。

（6）颈项、胸背部注射时，不宜过深，防止刺伤内脏。

（7）老年人注射部位不宜过多，用药剂量可酌情减少，以免晕针。

（8）药物使用前应注意药物的有效期，并注意检查药液有无沉淀变质等情况，如已变质，应立即停止使用。

（9）下腹部腧穴进行穴位注射前，应先令患者排尿以免刺伤膀胱。需要多次注射时，穴位应轮流使用，一般每穴连续注射不超过 2~3 次。

（10）注射药物时如果发生剧痛或其他不良反应，应立即停止注射并注意观察病情变化。

第十五节　埋线技术

埋线技术是将羊肠线或生物蛋白线埋入人体穴位内，利用线体对穴位的持续刺激作用治疗疾病的一种技术，具有疏通经络、调和气血、补虚泻实的作用。埋线技术常被用于哮喘、三叉神经痛、面肌痉挛、癫痫、糖尿病、过敏性鼻炎、过敏性结肠炎、慢性胃炎、肥胖症、湿疹、慢性荨麻疹等疾病的治疗。

一、常用器具及基本操作方法

1. 一次性埋线针操作方法

根据病情需要和操作部位选择不同种类和型号的埋线工具。其中一次性埋线针可由一次性使用无菌注射针配适当粗细的磨平针尖的针灸针改造而成，或用选择类似于腰椎穿刺针的一次性埋线针（图4-28），针尖为坡形，较为锐利，常用的为7号、9号、12号、16号。使用前需要将相应型号的无菌羊肠线从针头装入针管内备用。

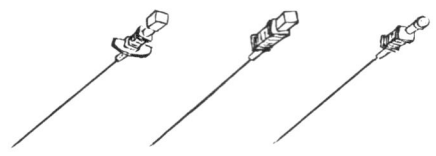

图 4-28　一次性埋线针示意图

(1) 体位　根据中医诊断处方，选择合适体位。

(2) 选穴　选好穴位，做好标记，进针点一般选在穴位的下方1cm处。

(3) 消毒　皮肤常规消毒。

(4) 进针　左手示指和拇指绷紧已消毒的穴位两侧，环指和小指夹酒精棉球，右手拇指、示指和中指持针，快速进入皮肤，然后缓慢推针到治疗所需要的深度，用右手示指边推针芯边退针，到皮下时快速出针，同时左手用无菌干棉球按压针眼。（图4-29）

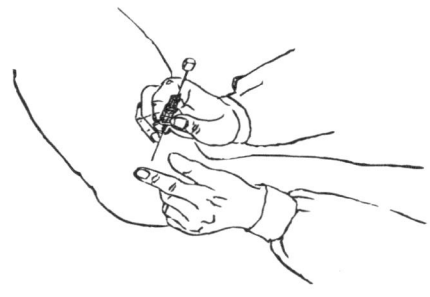

图 4-29　进针示意图

(5) 针眼处理　用酒精消毒，然后用无菌干棉签按压数分钟不出血即可。

(6) 操作要领　采用"两快一慢"操作方法。"两快"为进针时手腕用力，针尖快速刺至皮下；出针时边退针边放线，退至皮下时快速出针。"一慢"为过皮后缓慢推针至治疗所需要的深度。

2. 陆氏埋线针操作方法

69式陆氏埋线针（图4-30），适用于需要较大量刺激和需要较长时间治疗的病种，如腰椎间盘突出症、风湿性关节炎等疾病的治疗。针具可重复使用，须常规消毒。

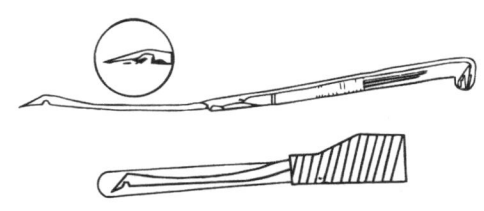

图4-30　69式陆氏埋线针示意图

（1）体位　根据中医诊断处方、选择合适体位，一般先进行背部选穴埋线治疗。

（2）选穴　选好穴位，做好标记，进针点一般选在穴位的下方1cm处。

（3）消毒　皮肤常规消毒。

（4）局部麻醉　用1%利多卡因注射液，先在进针点打出皮丘，然后向治疗要求的深度边推麻药边进针至穴位处，一般一穴用药0.5~1ml。

（5）进针　左手持镊子夹住所需要的无菌羊肠线，将线的中心埋于皮丘下。右手持埋线针，缺口向下压线，同时用左手示指绷紧穴位消毒区下方的皮肤，右手中指夹住镊子随时准备去夹移动的羊肠线。左手拇指指腹对准埋线针的针尾部，配合右手进针（图4-31），直至将羊肠线埋入穴位部位为止。松左手，右手快速出针，出针时应注意不要转动针体，左手用无菌干棉球或无菌纱布按压针眼后再做消毒处理。

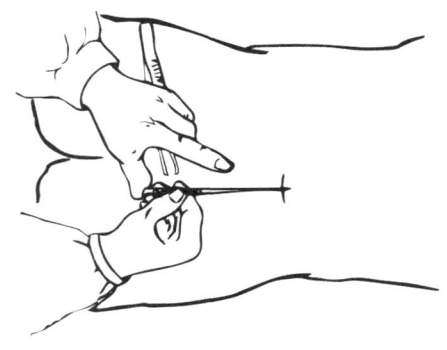

图 4-31　进针操作示意图

（6）针眼处理　穴位埋线技术通常采用一次性针具治疗，出针后用无菌干棉签按压数分钟不出血即可。若采用 69 式陆氏埋线针治疗，则治疗出针后要再次进行消毒处理，外用敷料包扎。

二、中风的埋线治疗技术

（一）治则治法

醒脑开窍，通经活络。

（二）操作步骤

1. 选穴

选取肩髃、臂臑、曲池、手三里、外关、合谷、中脘、天枢、关元、环跳、阳陵泉、足三里、三阴交、丰隆、太冲、风市等穴位。

2. 操作

将"00"号羊肠线 2~3cm 装入 9 号一次性埋线针中，按基本操作方法埋入选定穴位中。每次选 5~10 个穴位，半个月埋线 1 次，3 个月为 1 个疗程。

三、禁忌证

（1）有出血倾向者及蛋白质过敏者。

（2）皮肤破损处、关节腔内。

四、注意事项

（1）严格无菌操作，防止感染。

（2）埋线时如有羊肠线露出皮肤外，一定要拔出，重新定位、消毒，另选合适的线埋入，以免感染。

（3）埋线后1周内如局部出现红、肿、热、痛，说明有感染，轻者热敷即可，重者应做抗感染处理。

（4）在胸背部穴位埋线应注意针刺的角度、深度，不要伤及内脏、脊髓。在面部和肢体穴位埋线时应注意不要伤及大血管和神经。

（5）在同一个穴位反复多次治疗时，应偏离前次治疗的进针点。

（6）埋线后正常3小时内避免着水；若采用敷料覆盖，则针眼处当日应避免着水。

（7）埋线后要留观30分钟，如有不良反应，须及时处理。

（8）精神紧张、过劳或进食前、后30分钟内，一般不做埋线，以免发生晕针。

（9）埋入线体后若2周左右出现局部红、肿、痒等症状，属羊肠线过敏现象，则停止再次埋线，同时进行抗过敏处理，口服抗过敏药物治疗。病情严重者，到皮肤科会诊治疗。

第十六节 平衡针技术

平衡针技术是通过针刺体表的特定反应点治疗相关疾病的方法。平衡针技术在临床上常被用于颈、肩、腰、腿疼痛及高血压、高脂血症、糖尿病等疾病的治疗。平衡针技术具有安全简便、一穴多病、快速见效的特点。

一、基本操作方法

1. 取穴原则

(1) 特异性取穴　特异性取穴主要是针对全身性疾病的取穴方法。

(2) 交叉性取穴　交叉性取穴主要是指治疗部位与疾病部位的上、下和左、右交叉的取穴方法。

(3) 对称性取穴　对称性取穴主要是指治疗部位与疾病部位左、右对称或前、后对称的取穴方法。

2. 持针方法

(1) 根据不同平衡针穴位，选择不同长度的针具。在临床上多选用75mm 毫针。

(2) 取酒精棉球 1 个，挤干备用。

(3) 将棉球固定在针尖上 1~2cm 针体处，右手持该处进针。该持针法在进针时不会造成针体弯曲，达到快速进针的目的。

3. 针刺方法

(1) 提插手法　提插手法包括上提和下插两个部分。操作中要通过改变针尖的方向、角度、深浅来获得针感。主要适用于有特殊针感要求的平衡针穴位，如降压穴、降脂穴、肩痛穴等。

(2) 强化针感手法　强化针感手法指针刺深度达到要求后采用的一种捻转法。通过拇指与示指按顺时针方向旋转捻动针体发生滞针，然后按逆时针方向旋转捻动针体并出针。主要适用于病情较重、有特殊针感要求的平衡针穴位，如偏瘫穴、面瘫穴、胸痛穴、胃痛穴等。

(3) 一步到位手法　一步到位手法指针刺深度在 1 寸以内的针刺手法。适用于比较浅表的穴位，进针后即可出针，原则上不提插、不捻转，如明目穴、牙痛穴、踝痛穴等。症状较重时，可给予轻度提插、捻转。

(4) 两步到位手法　两步到位手法指针刺深度在 2 寸以内的针刺手法。第 1 步将针尖刺入体内；第 2 步将针体刺入达到要求的深度。进针后即可出针，不提插、不捻转。适用于耳聋穴、过敏穴、痔疮穴、胸痛穴等。

(5) 三步到位手法　三步到位手法指针刺深度在 3 寸以内的针刺手法。第 1 步将针尖刺入体内；第 2 步将针体刺入达 1~2 寸；第 3 步再将针体刺入达 2.5 寸左右即可。不提插，不捻转，达到一定深度后即可出针。适用于臀痛穴、肩背穴、抑郁穴、偏瘫穴等。

4. 针感说明

(1) 触电式针感　触电式针感指针刺后出现的类似电击样感觉，向远端放射。

(2) 放射性针感　放射性针感指针刺后出现的由局部向上或向下的放射性麻、胀感。

(3) 局限性针感　局限性针感指针刺后在局部出现的酸、麻、胀、痛感。

(4) 强化性针感　强化性针感指针刺后未出现以上针感，运用滞针手段，迅速获得局部酸、麻、胀、痛感。

二、中风的平衡针治疗技术

(一) 治则治法

醒脑开窍，通经活络。

(二) 操作步骤

1. 主穴

根据中风的不同阶段和主要症状，常选取醒脑穴（位于前额正中发际上 2cm，旁开 1.5cm 处）、偏瘫穴（位于耳尖上 3cm，向前 1cm 处）等。醒脑穴可起到醒脑开窍的作用，而偏瘫穴对于改善肢体偏瘫症状有较好效果。

2. 配穴

若患者伴有言语不利，可加用语言中枢穴（位于头部顶骨结节后下方2cm处）；若存在吞咽困难，可选取利咽穴（位于喉结旁开1.5cm处）；若有头晕、头痛等症状，可配合使用头痛穴（位于足背第1趾骨、第2趾骨结合前的凹陷中）等。

3. 操作

醒脑穴进针时，快速垂直刺入皮下，进针深度0.5~1cm，然后将针体倾斜45°角，向印堂方向刺入1~1.5cm。偏瘫穴进针时，针尖向对侧眼睛方向快速刺入皮下，进针深度1.5~2cm。出现局限性、强化性针感后即可出针。每日治疗1次，10次为1个疗程。

三、禁忌证

与针刺的共同禁忌证相同。

四、注意事项

（1）对初诊者、恐惧针刺者，采用卧位，在给予强化性针感时应先从轻度针感开始。

（2）当个别患者针刺部位出现不适时，可选择与其相对称部位行指针解除不适感。

（3）针刺过程中应用提插手法时，提插次数应控制在9次以内，以减少局部软组织的损伤。

第十七节　醒脑开窍技术

醒脑开窍技术是根据中医理论对中风进行醒脑开窍特殊配穴的针刺技术。醒脑开窍技术在选穴上以取阴经和督脉穴位为主，并强调针刺手法量学规范。醒脑开窍技术适用于中风及其并发症的治疗，也可用于神志、精神疾病、厥闭脱证、顽固性疼痛病症等的治疗。

一、基本操作方法

1. 选穴

（1）主穴　内关、水沟、三阴交。

（2）辅穴　极泉、尺泽、委中。

（3）配穴　吞咽障碍加风池、翳风、完骨；手指握固加合谷；语言不利加上廉泉，金津、玉液放血；足内翻加丘墟透照海。

2. 操作手法

（1）内关　直刺 13~25mm，采用捻转提插泻法，施手法 1 分钟。

（2）水沟　向鼻中隔方向斜刺 7~13mm，用重雀啄法，至眼球湿润或流泪为度。

（3）三阴交　沿胫骨内侧缘与皮肤呈 45°角斜刺，进针 25~37mm，用提插补法，使患侧下肢抽动 3 次为度。

（4）极泉　原穴沿经下移 1 寸，避开腋毛，直刺 25~37mm，用提插泻法，以患侧上肢抽动 3 次为度。

（5）尺泽　屈肘成 120°角，直刺 25mm，用提插泻法，使患者前臂、手指抽动 3 次为度。

（6）委中　仰卧位直腿抬高取穴，直刺 13~25mm，施提插泻法，使患侧下肢抽动 3 次为度。

（7）风池、完骨、翳风　针向结喉，进针 50~63mm，采用小幅度高频率捻转补法，每穴施手法 1 分钟。

（8）合谷针向三间　进针 25~37mm，采用提插泻法，使患者第 2 手指抽动或五指自然伸展为度。

（9）上廉泉　针向舌根 37~50mm，用提插泻法。

(10) 金津、玉液　用三棱针点刺放血，出血 1~2ml。

(11) 丘墟透向照海　37~50mm，局部酸、胀为度。

3. 治疗时间

每日针 2 次，14 日为 1 个疗程。

二、中风的醒脑开窍治疗

（一）治则治法

以醒脑开窍、滋补肝肾为主，以疏通经络为辅。

（二）操作步骤

1. 主穴

在选穴上以阴经和督脉穴位为主，强调针刺手法量学。以内关、水沟、三阴交为主穴。

2. 辅穴

辅以极泉、尺泽、委中疏通经络。

3. 配穴

吞咽困难加风池、翳风、完骨；共济失调针风府、哑门、颈椎夹脊穴；语言不利加上廉泉、金津、玉液放血；足下垂、足内翻加丘墟透照海；手指握固或功能低下加合谷透三间、八邪；便秘加丰隆、左水道、左归来、左外水道、左外归来；肩周炎针肩髃、肩髎、肩内陵、肩贞、肩中俞、肩外俞，痛点刺络拔罐；癃闭加上星透百会、中极、曲骨；视力障碍加睛明；听力障碍加耳门、听宫、听会；高血压加人迎、合谷、太冲；血管性痴呆针百会、四神聪、四白、太冲；睡眠倒错针上星、神门。

4. 时间

留针 30 分钟，每日 2 次，14 日为 1 个疗程。

三、禁忌证

(1) 患者在过于饥饿、疲劳，精神过度紧张时，不宜立即进行针刺。

对身体瘦弱、气虚血亏的患者，针刺手法不宜过强，并尽量选择卧位。

（2）常有自发性出血或损伤后出血不止者。

（3）皮肤有感染、溃疡、瘢痕或肿瘤的部位，不宜针刺。

四、注意事项

（1）针刺眼区穴和项部的风府、哑门等穴位及脊椎部的腧穴时，要注意掌握一定的角度，不宜大幅度地提插、捻转和长时间留针，以免伤及重要组织器官，产生严重的不良后果。

（2）对尿潴留等患者在针刺小腹部的腧穴时，也应掌握适当的针刺方向、角度、深度等，以免误伤膀胱等器官，出现意外事故。

（3）对胸、胁、腰、背、脏腑所居之处的腧穴，不宜直刺、深刺，而肝脾肿大、肺气肿患者更应注意。

（4）所有操作人员必须要具备一定的资质，并经过专业培训才能做到规范化操作。

第十八节 靳三针技术

靳三针技术是指每次取穴三处的针刺技术。靳三针是根据临床上确实行之有效的几个穴位，给予一个固定处方而命名的。靳三针技术在临床上被广泛用于各种疾病的治疗。

一、基本操作技术

（一）常用针具

靳三针技术常用针具为 0.30mm×(15~50) mm 的毫针。

（二）靳三针组穴

1. 心智类

（1）智三针　神庭为第 1 针，左、右两本神为第 2 针、第 3 针。

(2) 脑三针　脑户和左、右脑空。

(3) 舌三针　上廉泉、廉泉左、廉泉右。

(4) 四神针　百会前、后、左、右各旁开1.5寸。

(5) 手智针　内关、神门、劳宫。

(6) 足智针　涌泉为第1针,第3趾跖关节横纹至足跟后缘连线中点为第2针,平第2针向外旁开1指为第3针。

(7) 痫三针　内关、申脉、照海。

2. 部位类

(1) 颞三针　耳尖直上发际上2寸及左、右旁开1寸三针,患侧取穴。

(2) 手三针　合谷、曲池、外关,患侧取穴。

(3) 足三针　足三里、三阴交、太冲。

(4) 眼三针　眼1(在睛明穴上1分)、眼2(在瞳孔直下,当眶下缘与眼球之间)、眼3(目正视,瞳孔直上,当眶上缘与眼球之间),患侧取穴。

(5) 鼻三针　迎香、鼻通(上迎香穴:鼻骨下凹陷中,鼻唇沟上端尽处)、攒竹或印堂。

(6) 耳三针　听宫、听会、完骨,患侧取穴。

(7) 肩三针　肩髃及其左、右旁开2寸,患侧取穴。

(8) 腰三针　肾俞、大肠俞、委中。

(9) 颈三针　天柱、百劳、大杼。

(10) 膝三针　膝眼、梁丘、血海,患侧取穴。

(11) 踝三针　解溪、太溪、昆仑,患侧取穴。

(12) 背三针　大杼、风门、肺俞。

3. 六腑类

(1) 胃三针　中脘、内关、足三里。

(2) 肠三针　天枢、关元、上巨虚。

(3) 胆三针　日月、期门、阳陵泉。

4. 急救类

(1) 闭三针　十宣、涌泉、水沟。

(2) 脱三针　百会、神阙、水沟。

5. 其他类

(1) 脂三针　内关、足三里、三阴交。

(2) 尿三针　关元、中极、三阴交。

(3) 阳三针　关元、气海、肾俞。

(4) 阴三针　关元、归来、三阴交。

(5) 晕痛针　四神针、印堂、太阳。

(6) 牙痛针　合谷、内庭、阿是穴。

(7) 痿三针　①上肢痿：曲池、合谷、尺泽，患侧取穴。②下肢痿：足三里、三阴交、太溪，患侧取穴。

(三) 刺法

以右手拇指、示指、中指夹持针柄，将针垂直刺入穴位，然后将拇指、示指两指互相推前退后，捻动针柄，在捻转时适当用力下压，边压边捻边体会手下针感，得气即止。捻转时要求医生集中精神运用腕力和指力到针上，并注意针体垂直，不要弯曲，转动应小于 90°，以免滞针。

二、中风的靳三针治疗

(一) 中脏腑

1. 闭证

(1) 治法治则　涤痰开窍，平肝息风。

(2) 操作步骤　取闭三针加太冲、合谷、丰隆。针刺行泻法。十二井穴、十宣穴用浅刺出血，不留针；阳闭只针不灸，阴闭可以针后加灸；太冲可透涌泉，用强刺激，行捻转泻法。每日1次，2周为1个疗程。

2. 脱证

（1）治法治则　扶元固脱，回阳复脉。

（2）操作步骤　取脱三针加关元。均用灸法。神阙、关元用隔盐灸，艾炷宜稍大，壮数以灸至肢暖、汗收、脉有力为度。水沟平补平泻。灸后可加针合谷、足三里、百会，平补平泻。针百会时，针尖向后沿皮刺入25mm，稍加捻转，使针下有紧涩感，得气后行平补平泻法。每日1次，2周为1个疗程。

（二）中经络

（1）治法治则　调和经脉，疏通气血。

（2）操作步骤　取颞三针。虚证用平补平泻法；实证用捻转泻法。用0.30mm×50mm毫针，针尖与穴位呈15°~30°角，向下沿皮平刺40mm左右，使局部产生麻、胀、酸感或放射至整个头部为度。

（3）加减　风痰瘀血、闭阻脉络者加舌三针、手三针、足三针，针用泻法，可灸。肝阳暴亢、风火上扰者加足三针、太溪、阳陵泉、内关；常规刺法，太冲、内关、阳陵泉用泻法，太溪用补法。痰热腑实、风痰上扰者加肠三针、大肠俞，针用泻法。气虚血瘀者加胃三针、阳三针，膈俞、血海、三阴交，行补法；关元、气海、中脘用隔姜灸或隔盐灸；加肾俞、内关、足三里、血海、三阴交，用针刺补法。阴虚风动者加四神针、太溪、太冲，针四神针时，针尖向百会沿皮刺入25mm，平补平泻法，太溪行补法，太冲用泻法。

三、禁忌证

与针刺的共同禁忌证相同。

四、注意事项

(1) 过度劳累、饥饿、精神紧张的患者，不宜立即针刺，需要待其恢复再治疗。

(2) 体质虚弱的患者，刺激不宜过强，并尽量采用卧位。

(3) 避开血管针刺，以防出血。

(4) 进针时患者有触电感，疼痛明显或医生感觉针尖触及坚硬组织时，应退针而不宜继续进针。

(5) 眼区、项部、胸背部、胁肋部等部位穴位，应掌握好针刺的角度和深度。

第十九节　电针技术

电针技术是将针刺入腧穴得气后，在针具上通以接近人体生物电的微量低频脉冲电流，利用针和电两种刺激相结合以防治疾病的一种操作技术。电针技术在临床上常被用于各种慢性疾病及神经系统疾病的治疗。

一、常用器具及基本操作方法

（一）常用器具

电针技术常用器具为毫针、电针仪。

（二）选穴方法

1. 按传统针灸理论选穴

选穴时可按传统针灸理论循经选穴或辨证选穴。每次治疗须选取 2 个穴位以上，即主穴配用相应的辅助穴位，一般多选同侧肢体的 1~3 对穴位为宜。

2. 按神经分布选穴

(1) 头面部　听会、翳风（面神经分布区），下关、阳白、四白、夹承浆（三叉神经分布区）。

（2）上肢部　颈6~7夹脊、天鼎（臂丛神经分布区），青灵、小海（尺神经分布区），手五里、曲池（桡神经分布区），曲泽、郄门（正中神经分布区）。

（3）下肢部　环跳、殷门（坐骨神经分布区），委中（胫神经分布区），阳陵泉（腓总神经分布区），冲门（股神经分布区）。

（4）腰骶部　气海俞（腰神经分布区），八髎（骶神经分布区）。

（5）阿是穴　可作为电针刺激点。

3. 根据受损部位选穴

（1）面神经麻痹　取听会或翳风为主穴，额部配阳白，颧部配颧髎，口角配地仓，眼睑配瞳子髎。

（2）上肢瘫痪　以天鼎或缺盆为主穴，三角肌配肩髎或臑上，肱三头肌配臑会，肱二头肌配天府；屈腕和伸指肌以曲池为主，配手五里或四渎。

（3）下肢瘫痪　股前部以冲门或外阴廉为主，加配髀关或箕门；臀、腿后部以环跳或秩边为主，小腿后面配委中，小腿外侧配阳陵泉。

（三）基本操作方法

使用电针仪前，先把强度调节旋钮调至零位，针刺穴位得气后，再将电针仪上每对输出的2个电极分别连接在两根毫针上，负极接主穴，正极接配穴，一般将同一对输出电极连接在身体的同侧。如果在邻近的1对穴位上进行电针，可将2根毫针之间以无菌干棉球相隔，以免短路。最后打开电源开关，选好波型，通电时调节刺激量旋钮，使刺激电量从无到有，由小到大，使用的电刺激强度以患者可接受为度。

1. 波形的选择

（1）疏密波　疏密波是疏波、密波自动交替出现的一种波形。其动力作用较大，治疗时兴奋效应占优势。可增加代谢，促进气血循环，改善组织营养，消除炎性水肿。

（2）断续波　断续波是有节律地时断、时续自动出现的一种波形。其动力作用颇强，能提高肌肉组织的兴奋性，对横纹肌有良好的刺激收缩作用。

（3）连续波　连续波也叫可调波，是单个脉冲采用不同方式组合而形成的波形。其兴奋作用较为明显，刺激作用强。

2. 电针强度

当电流开到一定强度时，患者有麻、刺感，这时的电流强度称为"感觉阈"。如电流强度再稍增加，患者会突然产生刺痛感。能引起疼痛感觉的电流强度称为电流的"痛阈"。强度因人而异，在各种病理状态下其差异也较大。一般情况下，在感觉阈和痛阈之间的电流强度，是治疗最适宜的刺激强度。脉冲电流的"痛阈"强度因人而异，在各种病态情况下差异也较大，一般应以患者能耐受的强度为宜。

（四）治疗时间

通电时间一般为 15~30 分钟。针刺麻醉可持续更长时间。

二、中风的电针治疗技术

（一）治则治法

醒脑开窍，通经活络。

（二）操作步骤

1. 选穴

选取肩髃、臂臑、曲池、手三里、外关、合谷、中脘、天枢、关元、环跳、阳陵泉、足三里、三阴交、丰隆、太冲、风市等穴位。

2. 操作

穴位常规消毒后，根据病情选用主穴 3~4 个，选择不同毫针刺相应穴位得气后，接通电疗仪，以连续波频率为 80~100 次/分，强度以患者能耐受为度。

3. 特别提示

每次施术时间不宜过长，以免影响疗效。

三、禁忌证

（1）心脏附近应避免使用电针，特别对患有严重心脏病者，更应注意避免电流回路经过心脏；不横跨脊髓及心脏通电，以防损伤脊髓甚至发生脊髓休克。

（2）对于精神障碍患者的治疗，因其不能自述针感、易躁动，应注意避免使用电针。

（3）垂危患者，以及过度劳累、饥饿、醉酒者。

四、注意事项

（1）每次治疗前，检查电针仪输出是否正常。治疗后，须将输出调节电钮等全部退至零位，随后关闭电源，撤去导线。

（2）电针感应强，通电后会产生肌收缩，故须事先告诉患者，让其在思想上有所准备，以便更好地配合治疗。电针刺激强度应逐渐从小到大；不要突然加强，以免出现晕厥、弯针、断针等异常现象。

（3）在头针左、右两侧对称的穴位上使用电针，如出现一侧感觉过强，这时可以将左、右输出电极对换。对换后，若原感觉强的变弱，而弱的变强，则是由电针仪输出电流的性能所致，若感觉无变化，则由针刺在不同的解剖部位而引起。

第二十节　贺氏三通技术

贺氏三通技术,是指贺氏针灸三通法的操作技术——微通法、温通法和强通法的操作方法。在临床上,或三法合用,或独用一法或两法。贺氏三通技术在临床上应用较广泛,适用于内、外、妇、儿多种疾病的治疗。

一、基本针具及操作方法

(一) 微通法

1. 针具

微通法的针具为毫针。

2. 刺法

微通法的操作方法与常规毫针的操作方法相同。

3. 选穴

微通法的选穴与常规毫针技术的取穴原则相同。

(二) 温通法

1. 针具

温通法的针具为贺氏火针。针体以含钨合金钢丝制成,硬度与韧性均强于普通毫针,柄用细铜丝制成盘龙状,长度25~100mm,体粗圆,尖锐利,形同毫针,略较粗长,受热散热较快,不易变形(图4-32)。

图4-32　贺氏火针示意图

2. 刺法

温通法的刺法有单刺法、密刺法、散刺法、围刺法及刺络法等。

3. 选穴

温通法的选穴以局部阿是穴为主。

(三) 强通法

1. 针具

强通法的针具为三棱针、梅花针或三棱火针等。

2. 刺法

强通法的刺法包括速刺法、缓刺法、挑刺法、散刺法、叩刺法、针罐法及火针法等。

3. 选穴

强通法要遵循按近部取穴、远部取穴及辨证取穴等原则选穴。

二、中风的贺氏三通治疗技术

(一) 治则治法

醒脑开窍，通经活络。

(二) 操作步骤

1. 毫针通法（微通法）

(1) 选穴　根据患者的具体症状和体征，选取合适的穴位。常用穴位有头部的百会、神庭、本神、风池等，以醒脑开窍；肢体部的曲池、合谷、内关、足三里、三阴交、阳陵泉等，以通经活络。

(2) 操作　穴位常规消毒后，采用合适的进针角度和深度进行针刺。得气后，采用提插补泻或捻转补泻等手法，以激发经气。对于一些穴位，可采用温针灸的方法，即在毫针针柄上套上艾条段，点燃后使温热通过针体传至穴位深部，起到温通经络的作用。留针20~30分钟，其间可适当行针1~2次，以加强针感。

2. 火针通法（温通法）

（1）选穴　对于中风后肢体痉挛、疼痛明显或有瘀滞不通等情况，可选取局部穴位或阿是穴。例如，在肌肉僵硬、挛缩的部位附近选取穴位或在疼痛最明显的部位用火针点刺。

（2）火针操作　选用合适规格的火针，将火针置于酒精灯火焰的外焰上加热，直至针体通红。快速准确地刺入穴位，刺入深度根据穴位和病情而定，一般较毫针稍浅，迅速出针。火针刺激量较大，可起到祛瘀通络、散结止痛的作用。每个穴位可点刺1~3针，注意避开大血管和重要神经。

3. 三棱针通法（强通法）

（1）选穴　常用于中风急性期或有瘀血阻滞的情况。可选取十宣穴、十二井穴、委中等穴位。

（2）操作　穴位局部消毒后，用三棱针快速点刺穴位，使其出血。对于十宣穴、十二井穴，可轻轻挤压穴位周围，促使出血数滴；委中放血时，可在委中附近寻找明显的静脉，常规消毒后，用三棱针刺破静脉，使其自然流出适量血液，一般以出血颜色由紫暗色转为鲜红色为度，然后用无菌干棉球按压止血。一般每周治疗2~3次，2周为1个疗程。

三、禁忌证

（1）不明原因的肿块部位。

（2）余与针刺的共同禁忌证相同。

四、注意事项

（1）严格消毒。因三棱针及火针等针具相对粗大，针孔不易闭合，所以针前、针后局部都应严格消毒，预防感染。医生的手指也应用酒精擦拭，操作时应尽量避免手指直接接触针体。

（2）针后嘱患者保持局部清洁，避免针孔感染。

(3) 出血适量。在诊治过程中，应结合具体情况，多方面综合考虑。一般情况下，穴位点刺出血时，3~5滴即可，如在静脉处放血，血色由深变浅时则可停止。

(4) 阴血亏虚的患者应慎用强通法，大汗及水肿严重者应禁用。大劳、大饥、大渴、大醉、大怒者不宜放血。针刺手法不宜过重，针刺深度应适宜，忌针刺过深，以免穿透血管壁。

(5) 针刺要避开内脏和重要器官，勿损伤动脉及神经干。

(6) 糖尿病患者、瘢痕体质或过敏体质者慎用火针。

第二十一节　浮针技术

浮针技术是运用一次性浮针在痛点周围的皮下组织进行扫散的针刺方法。浮针技术具有舒筋解痉的功效，常被用于颈椎病、肩周炎、网球肘、腱鞘炎、滑囊炎、腰腿痛、膝关节炎、陈旧性踝关节扭伤等软组织伤痛的治疗。

一、常用针具及基本操作方法

(一) 常用针具

浮针由针芯、软管和保护套管组成。其中针芯由不锈钢针和硬塑料的芯座组成。软管具有足够的柔软度，能长时间留置于皮下，避免刺伤血管及脏器。

(二) 基本操作方法

1. 体位

体位通常分为仰卧位、侧卧位、俯卧位和端坐位。

2. 触诊痛点

用指腹在疼痛区域触摸检查，勿重力按压。检查时医生触及条索、结节或者局部紧张，患者局部出现压痛反应。

3. 进针点选取

小范围病痛进针点宜近，大范围、多痛点者宜远。从远到近，尤其是对于大范围的病痛，进针点的选取要从远到近，而不能相反。

4. 消毒

常规消毒。

5. 操作

（1）进针　用右手持针操作，主要是以拇指、示指、中指三指把持针柄，斜持毛笔状（图4-33）。此时左手拇指、示指可以分居进针点两侧，轻按皮肤，调控皮肤的松紧度，使皮肤处于不紧不松的状态。针尖由远而近地直对病痛部位，针体与皮肤呈15°~20°角进针，呈搁置状态（图4-34）。进针时使用腕关节的力量迅速刺入皮下。

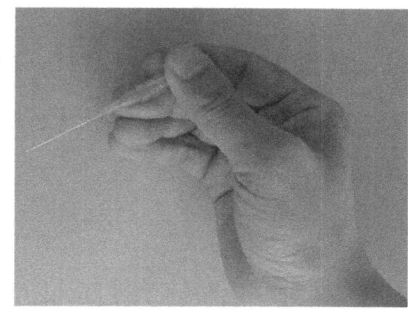 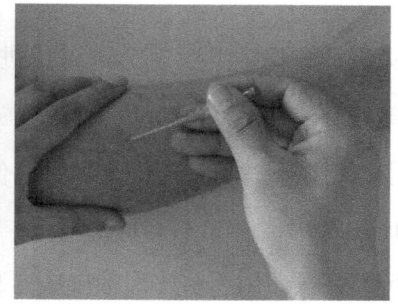

图4-33　浮针持针　　　　图4-34　针体和皮肤角度

（2）运针　运针时，单用右手持针，使针体沿皮下向前推进，可见皮肤呈线状隆起。

（3）扫散　用右手拇指和中指捏住芯座，示指和环指分居中指左、右两边。拇指尖搁置在皮肤上，以拇指为支点，示指和环指一前一后做杠杆运动，使针体做扇形运动。同时，用左手配合活动相关肢体。一个进针点的扫散时间为半分钟到两分钟，次数50~200次。

（4）出针　扫散完毕，抽出针芯，用胶布固定留于皮下的软管，留管 6~8 小时。

二、中风的浮针治疗技术

（一）治则治法

醒脑开窍，通经活络。

（二）操作步骤

1. 定位

协助患者仰卧于病床上，从患肢远端部位开始寻找肌筋膜触发点，并确认进针点。

2. 消毒

常规消毒。

3. 进针

从距肌筋膜触发点 5~7cm 部位进针，使用 0.6mm×32mm 浮针，以斜持毛笔样夹持针柄，进针角度控制在 15°~20°，将针尖置于皮肤上，后快速透皮达肌层；进针后略向上提针，使针退于皮下。

4. 运针

放倒针体，施力将针向前推进，且施力推针时应略向上提起，防止针尖向下深入，浮针完全没于皮下时，皮肤外观呈隆起状。

5. 扫散

水平摆动浮针行扇形运动，摆动角度 25°~30°，扫散动作要轻柔，每部位扫散时间约 2 分钟，在右手操作的同时左手可辅助进行患肌的推拿动作。

6. 出针

操作完毕后，塑料软管留置皮下，胶布固定。留置 6~8 小时后将软管拔出。每隔1日进行1次治疗，时间为半个月。

三、禁忌证

（1）传染病、恶性肿瘤患者。

（2）局部感染、发热、肢体水肿患者。

（3）自发性出血或凝血功能障碍者。

（4）年老体弱及不配合者。

四、注意事项

（1）进针时避开皮肤上的疤痕、结节、破损、凹陷、突起等。

（2）在运针过程中，患者突感刺痛或者医生突感阻力，这时应稍退针体，然后调整针尖方向。

（3）留管期间应防止感染。

（4）治疗后注意休息，尤其是不要持久进行某一活动。

第二十二节　电热针技术

电热针仪是以中医经络理论和针灸刺法中温针、火针（"焠刺"）理论为基础，结合现代电子技术而研制成的一种新型针刺治疗仪器。电热针技术是将电流通过特制的针具产生热量，作用于腧穴内，以温通经络、软坚散结而治疗疾病的一种疗法。它具有针刺、火针、灸疗的综合功能，可把热辐射引入机体深部，直到病所。因热效应集中在针尖，故不烫伤皮肤。针温在30~700℃，且稳定可调。

一、常用针具及基本操作方法

（一）常用针具

电热针仪由仪器和热针两部分组成（图4-35）。电热针的外观与毫针相似，但是经过特殊电学手段处理制成。它利用一个可调稳压电源，根据治疗需要调节电压和电流的大小，电流通过特制的针具产生热量，使针尖部温度升高，通过热针的反馈，在仪器温度表上显示出热针温度，由仪器调节钮调节电流的强弱，控制热针的温度，保持所需要的恒定温度。电热针的针体一般由不锈钢制成，针尖应锋利且光滑，无钩曲、锈蚀等情况。针柄的绝缘性能良好，与针体连接牢固。常用的电热针的规格为直径0.3~0.4mm、长度25~75mm，如头面部治疗可选用较细、较短的针，四肢、躯干部位可根据肌肉丰厚程度选择相对较粗、较长的针。针温一般控制在40~150℃，也可达到火针的范围(700℃)。由于温度集中在针尖部位，不会造成皮肤烫伤。

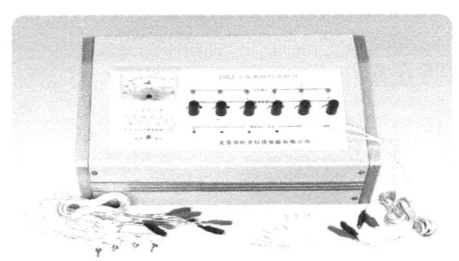

图 4-35　电热针仪

（二）基本操作方法

1. 体位

根据治疗部位协助患者选择舒适、稳定且能充分暴露治疗部位的体位。

2. 消毒

常规消毒。

3. 操作

（1）进针　右手拇指和示指捏住针柄，中指指腹抵住针身下端，靠近针尖部位（不宜接触针尖），使针身与皮肤呈一定角度。根据针刺部位和穴位的特点，选择合适的进针角度，一般分为直刺（针身与皮肤呈 90°垂直刺入)、斜刺(针身与皮肤呈45°左右倾斜刺入)和平刺(针身与皮肤呈15°左右沿皮刺入)。在消毒后的针刺部位,左手拇指和示指绷紧皮肤,右手持针,运用指力快速将针刺入皮下。进针速度要快,以减轻患者的疼痛。进针深度应根据患者的年龄、体质、病情及针刺部位的肌肉厚度等因素而定。

(2)连接电极与调节温度 ①连接电极:进针完毕后,将电热针的针柄与电热针仪的输出电极连接。要确保连接牢固,避免接触不良导致电流不通或温度不稳定。一般情况下,1个输出电极可连接1根电热针,根据治疗需要可同时使用多个输出电极连接多根电热针。连接电极时要注意电极的正负极性,避免接反。②调节温度:开启电热针仪电源开关,根据患者的耐受程度和病情调节温度。初始温度可设置在35~40℃,观察患者5~10分钟,如患者无不适反应,可逐渐将温度升高至40~50℃。对于体质较弱、对热敏感或初次接受电热针治疗的患者,温度不宜过高,应缓慢升温。在治疗过程中,要密切观察患者的反应和仪器显示的温度,根据实际情况适时调整温度,确保治疗安全有效。温度调节范围一般为30~60℃,具体温度设置应根据患者个体差异和病情灵活掌握。

4. 留针与观察

(1)留针时间 一般情况下,留针时间为20~30分钟。

(2)观察内容 在留针过程中,医生要密切观察患者的面色、表情、呼吸等生命体征,询问患者有无不适感觉,如有无头晕、心慌、恶心、局部皮肤灼痛等症状。同时,要注意观察电热针仪的工作状态,包括温度是否稳定、有无异常声响等。如发现患者出现异常情况,应立即停止治疗,并采取相应的处理措施。

5. 出针

(1)调节温度与关闭电源 留针时间结束后,先将电热针仪的温度调节旋钮调至最低温度，然后关闭电源开关。等待 1~2 分钟，使针体温度逐渐降低，避免因针体过热在出针时烫伤患者皮肤。

(2) 出针操作　用无菌干棉球轻轻按压针刺部位周围皮肤，右手持针柄，缓慢将针拔出。出针速度不宜过快，以免引起出血或疼痛。出针后，再次用无菌干棉球按压针刺部位片刻，以防止出血。检查针具是否完整，有无弯折、断针等情况。如发现针具有损坏，应及时进行处理或更换新针具。

二、中风的电热针治疗技术

（一）治则治法

醒脑开窍，通经活络。

（二）操作步骤

1. 选穴

常选用偏瘫侧肩髃、曲池、髀关、梁丘、风市、血海、足三里、丰隆、三阴交等中风常用穴中肌肉丰厚处穴或阳经穴，每次选 6 个穴位。正气不足者常选双侧曲池、足三里、三阴交以扶正；脾胃虚弱者常选中脘、下脘、双侧足三里、三阴交以改善后天之本。

2. 电热针准备

检查电热针仪是否正常工作，将电热针的针柄与仪器的输出端正确连接。根据患者的病情、体质及穴位特点，选择合适规格的电热针，一般选用直径 0.3~0.4mm、长度 25~75mm 的毫针。

3. 针刺操作

医生根据病情每次选取 6 个穴位，以单手或双手持针法，按照针刺的角度、方向和深度要求，快速进针，将针刺入穴位皮下，然后缓慢推进至所需要的深度。进针过程中要注意避开血管、神经等重要组织。得气后（患者局部产生酸、麻、胀、重等感觉）调整针体位置和角度，使针感传导方向符合治疗需要。

4. 电热针通电

将电热针连接到电热针仪上，根据患者的耐受程度和病情，调节电热针仪的输出功率和温度。一般温度设定在38~45℃，电流强度以患者能耐受且局部无明显不适为宜。通电时间通常为20~30分钟，在治疗过程中要密切观察患者的反应和仪器的工作状态。

5. 行针与留针

在通电前，可根据病情和针刺穴位的不同，适当进行行针操作，如提插、捻转等，以增强针感和治疗效果；通电过程中，不行针；留针期间，嘱患者放松，不要随意变动体位，避免针体折断或移位。

6. 治疗结束与处理

治疗结束后，先关闭电热针仪的电源，然后缓慢出针。出针时用无菌干棉球按压针孔，防止出血或皮下血肿。对使用过的电热针进行清洗、消毒等处理，以备下次使用。

一般每日或隔日治疗1次，10~15次为1个疗程，疗程之间休息3~5日。

三、禁忌证

局部感染、发热、肢体水肿患者。

四、注意事项

（1）针刺时注意深度及留针时不要变动体位，避免表皮烫伤。

（2）嘱咐患者治疗后在治疗室休息10~15分钟，观察无不适反应后方可离开。

（3）告知患者治疗后针刺部位当日不宜沾水，保持局部皮肤清洁干燥。

（4）治疗后患者应避免食用生冷、辛辣、油腻等刺激性食物，要戒烟戒酒。

第五章 中风相关症状的常用针刺穴位

第一节 神 昏

当中风引发神昏症状时,病情往往危急且严重。针刺作为中医传统治疗手段,在改善中风神昏方面具有独特疗效,能起到醒脑开窍、回阳救逆的作用。

一、针刺选穴依据

中医理论认为,神昏多因气血逆乱、蒙蔽清窍所致。故针刺选穴主要围绕心经、心包经及督脉等与神志密切相关的经络。心经主神明,心包经为心之护卫,督脉入络脑,总督诸阳。刺激这些经络上的穴位,可调节气血运行,使神明得复。

二、常用穴位

(1) 水沟 位于面部,当人中沟的上 1/3 与中 1/3 交点处,属督脉。水沟是醒脑开窍的要穴,针刺该穴位可通过调节督脉气血,起到开窍醒神的功效,对于中风神昏有立竿见影之效。

(2) 内关 在前臂掌侧,当曲泽与大陵的连线上,腕横纹上 2 寸,掌长肌腱与桡侧腕屈肌腱之间,属心包经。内关能宁心安神、理气止痛。刺激此穴位可调节心包经气血，改善心脏功能，促进脑部血液循环，从而苏醒神志。

（3）涌泉　在足底部，卷足时足前部凹陷处，约当足底第2趾、第3趾趾缝纹头端与足跟连线的前1/3与后2/3交点上，属肾经。涌泉为肾经井穴，具有滋阴益肾、平肝息风、醒脑开窍的作用。中风神昏多因肝肾阴虚、肝阳上亢所致，针刺涌泉可滋阴潜阳，使上逆之气血下行，恢复清窍之神明。

三、随症配穴

若患者伴有牙关紧闭，可加刺颊车、合谷。颊车位于面颊部，下颌角前上方约1横指，当咀嚼时咬肌隆起，按之凹陷处；合谷在手背，第1掌骨、第2掌骨间，当第2掌骨桡侧的中点处。此二穴相配可起到疏风通络、开闭止痛的作用，有助于缓解牙关紧闭症状。

若出现痰涎壅盛，加丰隆。丰隆在小腿前外侧，当外踝尖上8寸，条口外，距胫骨前缘2横指。丰隆为化痰要穴，针刺该穴可健脾化痰，清除蒙蔽清窍的痰浊，利于神志恢复。

四、治疗频次与疗程

在中风急性期神昏症状较重时，针刺治疗可每日1~2次，连续治疗1~2周。待患者神志逐渐清醒、病情稳定后，可改为每日1次，继续治疗2~3周，此为1个疗程。具体疗程需要根据患者病情及恢复情况而定，每个疗程之间可适当休息2~3日。

第二节　眩　晕

中风引发的眩晕症状较为常见，严重影响患者的生活质量与身体康复进程。中医针刺疗法在改善中风眩晕方面积累了丰富经验，通过调节人体经络气血，达到平肝息风、化痰祛湿、补益气血等功效，从而缓解眩晕症状。

一、针刺选穴理论依据

中医认为，中风眩晕多与肝肾亏虚、气血不足、痰浊中阻、肝阳上亢等因素相关。肝主筋，开窍于目，肾藏精，精生髓，脑为髓海。当肝肾不足时，髓海空虚，清窍失养，易引发眩晕；脾胃虚弱则运化失常，聚湿生痰，痰浊蒙蔽清窍，也可致眩晕；而肝阳上亢，气血上逆，扰动清窍，同样会出现眩晕症状。基于此，针刺选穴主要选取足厥阴肝经、足少阴肾经、足太阴脾经及督脉等经络上的穴位，以调节脏腑功能、平衡阴阳、改善眩晕。

二、常用穴位

(1) 百会 位于头部，前发际正中直上 5 寸。百会归属督脉，是人体阳气汇聚之处，与脑密切相关。针刺百会可升提阳气、醒脑开窍、清利头目，对中风眩晕有显著疗效。针刺时，平刺 0.5~0.8 寸，可采用捻转补法，以患者头部有轻微胀感为度。

(2) 风池 在颈后区、枕骨之下，胸锁乳突肌上端与斜方肌上端之间的凹陷中。风池为足少阳胆经穴，具有疏风清热、平肝息风、清利头目之功效。刺激此穴位可有效改善脑部血液循环，缓解因风邪上扰或肝阳上亢引起的眩晕。针刺时，向鼻尖方向斜刺 0.8~1.2 寸，施捻转泻法，使针感向头部放散。

(3) 太冲 在足背，第 1 跖骨、第 2 跖骨间，跖骨底结合部前方凹陷中，或触及动脉搏动。太冲是足厥阴肝经的原穴，能平肝息风、疏肝理气、清利头目。中风眩晕若因肝阳上亢所致，针刺太冲可有效抑制肝阳上逆，缓解眩晕症状。针刺时，直刺 0.5~0.8 寸，采用提插泻法。

(4) 足三里 位于小腿外侧，犊鼻下 3 寸，犊鼻与解溪连线上。足三里为足阳明胃经合穴，具有健脾和胃、扶正培元、调和气血的作用。脾胃虚弱、气血不足引起的中风眩晕，通过针刺足三里，可促进脾胃运化，增强气血生化之源，从而改善眩晕。针刺时，直刺 1~2 寸，施捻转补法。

(5) 三阴交 在小腿内侧，内踝尖上 3 寸，胫骨内侧缘后方。三阴交是足太阴脾经、足少阴肾经、足厥阴肝经的交会穴，可健脾益血、调补肝肾。对于肝肾亏虚、气血不足型的中风眩晕，针刺三阴交可起到滋补肝肾、养血安神的作用。针刺时，直刺 1~1.5 寸，施补法。

三、随症配穴

若患者眩晕伴有耳鸣、腰膝酸软等肝肾阴虚症状，可加刺太溪。太溪位于足内侧，内踝后方，内踝尖与跟腱之间的凹陷中，属足少阴肾经，为肾经原穴，能滋阴益肾，缓解肝肾阴虚所致的眩晕耳鸣。针刺时，直刺 0.5~1 寸，施补法。

若眩晕且头重如裹、胸闷恶心、舌苔白腻等痰浊中阻表现明显，加刺丰隆。丰隆在小腿前外侧，当外踝尖上 8 寸，条口外，距胫骨前缘 2 横指，是化痰要穴，可健脾化痰，减轻痰浊蒙蔽清窍引起的眩晕。针刺时，直刺 1~1.5 寸，施泻法。

若患者面色苍白、神疲乏力等气血亏虚症状突出，加刺气海、血海。气海在下腹部，前正中线上，脐中下 1.5 寸，可补气固本；血海在股前区，髌底内侧端上 2 寸，股内侧肌隆起处，能养血活血。针刺气海，直刺 1~1.5 寸，施补法；针刺血海，直刺 1~1.5 寸，施补法。

四、治疗频次与疗程

在中风急性期眩晕症状较严重时，针刺治疗可每日 1 次，连续治疗 1~2 周。待病情稳定后可改为隔日 1 次，10~15 次为 1 个疗程。具体疗程需要根据患者个体差异及病情恢复情况进行调整，每个疗程之间可休息 3~5 日。

第三节　言语謇涩

中风后言语謇涩严重影响患者的交流能力与生活质量。中医针刺凭借其独特的理论与实践经验，在改善中风言语謇涩方面具有显著优势，通过疏通经络、调理气血，促进语言功能的恢复。

一、针刺选穴理论依据

中医认为，言语謇涩多因风痰阻络、气血亏虚、肾精不足等致使舌窍不利。中风起，气血逆乱，若风痰随气血上扰，阻滞舌部经络，舌体活动受限，便会出现言语不畅；气血亏虚，不能濡养舌窍，舌体失于灵活；肾精亏虚，髓海不充，舌本失于滋养，同样可导致言语謇涩。针刺选穴重点关注与舌部经络联系紧密的穴位，以及能调节气血、滋养脏腑的穴位。治疗主要选取手少阴心经、手厥阴心包经、足太阴脾经、足少阴肾经等经络穴位。心经与心包经主神明，心开窍于舌，刺激心经、心包经穴位可调节神志，利于言语功能恢复；脾经可健脾化痰，清除阻滞舌窍的痰邪；肾经能补肾填精，滋养舌本。

二、常用穴位

（1）廉泉　位于颈部，当前正中线上，结喉上方，舌骨上缘凹陷处。廉泉是治疗言语障碍的关键穴位，直接作用于舌根部，可疏通舌部经络气血，使舌体运动灵活。针刺时，向舌根斜刺 0.5~0.8 寸，采用平补平泻法，以患者咽部有酸、胀感为宜。

（2）通里　在前臂掌侧，当尺侧腕屈肌腱的桡侧缘，腕横纹上 1 寸，属手少阴心经。通里能沟通心与舌之间的经气，有宁心安神、通络利舌的功效。针刺时，直刺 0.3~0.5 寸，施平补平泻法。

（3）内关　在前臂掌侧，当曲泽与大陵的连线上，腕横纹上 2 寸，掌长肌腱与桡侧腕屈肌腱之间，为手厥阴心包经穴。内关可调理气血、宽胸理气、醒神开窍，有助于改善中风后气血逆乱对言语功能的影响。针刺时，直刺 0.5~1 寸，施捻转泻法。

（4）三阴交　在小腿内侧，内踝尖上 3 寸，胫骨内侧缘后方，是足三阴经交会穴。三阴交能健脾益血、调补肝肾，为舌窍提供充足气血滋养。针刺时，直刺1~1.5寸，施补法。

（5）太溪　位于足内侧，内踝后方，内踝尖与跟腱之间的凹陷中，属足少阴肾经原穴。太溪可补肾填精、滋养舌本，对肾精不足导致的言语謇涩效果良好。针刺时，直刺0.5~1寸，施补法。

三、随症配穴

若患者伴有痰多、胸闷等风痰阻络症状，加刺丰隆。丰隆在小腿前外侧，当外踝尖上8寸，条口外，距胫骨前缘2横指，为化痰要穴，可健脾化痰，清除阻滞舌窍的痰邪。针刺时，直刺1~1.5寸，施泻法。

若患者神疲乏力、面色苍白等气血亏虚表现明显，加刺足三里、气海。足三里在小腿外侧，犊鼻下3寸，犊鼻与解溪连线上，能健脾和胃、补益气血；气海在下腹部，前正中线上，脐中下1.5寸，可补气固本。针刺足三里，直刺1~2寸，施捻转补法；针刺气海，直刺1~1.5寸，施补法。

四、治疗频次与疗程

在中风急性期过后病情相对稳定时，可开始针刺治疗言语謇涩。初期可每周进行3~5次针刺治疗，连续治疗2~3周。之后，根据患者恢复情况，调整为每周2~3次，10~15次为1个疗程。每个疗程之间休息3~5日。

第四节　吞咽困难

中风引发的吞咽困难不仅影响患者进食，导致营养摄入不足，而且易引发呛咳、误吸等严重并发症，极大地威胁患者的健康与生活质量。中医针刺疗法在改善中风吞咽困难方面独具特色，通过调节经络气血，恢复咽喉部肌肉的正常功能，从而缓解吞咽障碍。

一、中医对中风吞咽困难病因的认识

中医认为，吞咽困难多与脾肾亏虚、痰瘀阻络相关。中风发病，损伤

人体正气。脾主运化，肾主纳气藏精。脾气虚弱，运化失常，水湿内停，聚湿生痰，痰浊阻滞经络，影响咽喉部气血运行；肾阳亏虚，不能温煦脾阳，脾失健运，加重痰湿内生。同时，气血运行不畅，瘀血阻滞于咽喉经络，致使咽喉部肌肉失于濡养，开合不利，从而出现吞咽困难。基于上述病因，针刺选穴以疏通咽喉部经络、调理脾胃、补益肾气为主要原则。选取颈部局部穴位，直接作用于咽喉部，改善局部气血循环；配合远端穴位，调节脏腑功能，增强机体整体的调节能力。重点关注足阳明胃经、足少阴肾经、任脉等经络穴位。胃经为多气、多血之经，刺激胃经穴位可促进气血运行，滋养咽喉；肾经可补肾气，温煦脾阳；任脉行于胸腹正中，与咽喉关系密切，刺激任脉穴位有助于调节咽喉部气机。

二、常用穴位

(1) 廉泉 位于颈部，当前正中线上，结喉上方，舌骨上缘凹陷处。此穴位对咽喉部疾病具有重要治疗作用，可直接疏通咽喉部经络气血，改善吞咽功能。针刺时，向舌根斜刺 0.5~0.8 寸，采用平补平泻法，使患者咽部产生酸、胀感。

(2) 翳风 在颈部，耳垂后方，乳突下端前方凹陷中。翳风属于手少阳三焦经，能疏风通络、开窍利喉。刺激该穴位可改善咽喉部的气血流通，缓解吞咽困难。针刺时，直刺 0.8~1.2 寸，施捻转泻法，以针感向咽喉部放散为佳。

(3) 合谷 在手背，第 1 掌骨、第 2 掌骨间，当第 2 掌骨桡侧的中点处，为手阳明大肠经原穴。合谷具有疏风解表、通络止痛的功效，可调节面部及咽喉部的气血。针刺时，直刺 0.5~1 寸，施提插泻法，以局部酸、胀感明显为宜。

(4) 足三里 位于小腿外侧，犊鼻下 3 寸，犊鼻与解溪连线上，是足阳明胃经的重要穴位。足三里能健脾和胃、补益气血，通过调节脾胃功能，为咽喉部肌肉提供充足的营养支持。针刺时，直刺1~2寸，施捻转补法。

（5）膻中　在胸部，前正中线上，平第4肋间，两乳头连线的中点，为任脉穴位。膻中具有宽胸理气、调节气机的作用，可改善咽喉部的气机不畅，利于吞咽。针刺时，平刺0.3~0.5寸，施平补平泻法。

三、随症配穴

若患者痰多、舌苔厚腻等痰湿症状明显，加刺丰隆。丰隆在小腿前外侧，当外踝尖上8寸，条口外，距胫骨前缘2横指，为化痰要穴。针刺时，直刺1~1.5寸，施泻法，以清除体内痰湿，减轻对咽喉经络的阻滞。

若患者伴有肢体麻木、舌有瘀斑等瘀血表现，加刺血海。血海在股前区，髌底内侧端上2寸，股内侧肌隆起处，能活血化瘀。针刺时，直刺1~1.5寸，施平补平泻法，促进咽喉部的血液循环，消除瘀血阻滞。

四、治疗频次与疗程

在中风情况稳定后即可开展针刺治疗吞咽困难。初期每周进行3~5次针刺治疗，持续2~3周，以快速改善症状。之后，根据患者恢复情况，调整为每周2~3次，10~15次为1个疗程。每个疗程之间休息3~5日。

第五节　震颤麻痹

中风后出现震颤麻痹症状，给患者的生活带来极大困扰，不仅影响肢体运动功能，而且降低生活自理能力。中医针刺在应对中风震颤麻痹方面通过独特的经络调节机制，可有效缓解症状，促进神经功能修复与肌肉张力改善。

一、中医对中风震颤麻痹病因的认识

中医将中风震颤麻痹归属于"颤证""痉证"范畴。其病因多与肝肾阴虚、气血两虚、痰热动风、瘀血阻络相关。肝肾阴虚，阴不制阳，肝阳化风，风阳内动，发为震颤；气血亏虚，筋脉失于濡养，虚风内动，导致肢体震

颤；饮食不节，脾失健运，聚湿生痰，痰热内盛，引动肝风，可致震颤；中风后瘀血阻滞经络，气血运行不畅，筋脉拘挛，出现肢体震颤麻痹。依据上述病因，针刺选穴以平肝息风、滋补肝肾、益气养血、化痰通络为原则。选取病变肢体局部穴位，直接疏通经络气血，改善肌肉紧张与震颤状态；配合循经远端穴位，调节脏腑功能，从根源上改善病症。重点关注足厥阴肝经、足少阴肾经、足阳明胃经、督脉等经络穴位。肝经可平肝息风，肾经能滋补肝肾，胃经促进气血化生，督脉总督诸阳，调节全身阳气，对改善肢体运动功能有重要作用。

二、常用穴位

(1) 百会　位于头部，前发际正中直上5寸，属督脉。百会为诸阳之会，能醒脑开窍、升阳息风，对中风后肢体震颤麻痹有显著调节作用。针刺时，平刺0.5~0.8寸，采用捻转补法，以患者头部有轻微胀感为度。

(2) 风池　在颈后区，枕骨之下，胸锁乳突肌上端与斜方肌上端之间的凹陷中，是足少阳胆经穴。风池具有疏风清热、平肝息风之功效，可改善脑部血液循环，缓解因风邪上扰或肝阳上亢引起的肢体震颤。针刺时，向鼻尖方向斜刺0.8~1.2寸，施捻转泻法，使针感向头部及上肢放散。

(3) 太冲　在足背，第1跖骨、第2跖骨间，跖骨底结合部前方凹陷中，或触及动脉搏动，为足厥阴肝经原穴。太冲能平肝息风、疏肝理气，有效抑制肝阳上逆，减轻肢体震颤。针刺时，直刺0.5~0.8寸，采用提插泻法。

(4) 足三里　位于小腿外侧，犊鼻下3寸，犊鼻与解溪连线上，是足阳明胃经合穴。足三里可健脾和胃、补益气血，为肢体筋脉提供充足营养，缓解麻痹症状。针刺时，直刺1~2寸，施捻转补法。

(5) 三阴交　在小腿内侧，内踝尖上3寸，胫骨内侧缘后方，是足三阴经交会穴。三阴交能健脾益血、调补肝肾，对肝肾亏虚、气血不足导致的中风震颤麻痹有良好疗效。针刺时，直刺1~1.5寸，施补法。

三、随症配穴

若患者伴有头晕耳鸣、腰膝酸软等肝肾阴虚症状，加刺太溪。太溪位于足内侧，内踝后方，内踝尖与跟腱之间的凹陷中，属足少阴肾经原穴，能滋阴益肾，缓解肝肾阴虚所致的震颤。针刺时，直刺0.5~1寸，施补法。

若患者神疲乏力、面色苍白等气血亏虚表现明显，加刺气海、血海。气海在下腹部，前正中线上，脐中下1.5寸，可补气固本；血海在股前区，髌底内侧端上2寸，股内侧肌隆起处，能养血活血。针刺气海，直刺1~1.5寸，施补法；针刺血海，直刺1~1.5寸，施补法。

若患者舌苔黄腻、口苦口臭等痰热内盛症状突出，加刺丰隆。丰隆在小腿前外侧，当外踝尖上8寸，条口外，距胫骨前缘2横指，为化痰要穴，可清热化痰，减轻痰热动风引起的震颤。针刺时，直刺1~1.5寸，施泻法。

若患者肢体麻木、疼痛，舌有瘀斑等瘀血阻滞症状明显，加刺膈俞。膈俞在脊柱区，第7胸椎棘突下，后正中线旁开1.5寸，为血会，能活血化瘀，改善瘀血阻络导致的肢体麻痹。针刺时，斜刺0.5~0.8寸，施平补平泻法。

四、治疗频次与疗程

在中风情况稳定后可开始针刺治疗震颤麻痹。初期每周进行3~5次针刺治疗，持续2~3周，以快速改善症状。之后，根据患者恢复情况，调整为每周2~3次，10~15次为1个疗程。每个疗程之间休息3~5日。

第六节 半身不遂

中风后出现的半身不遂严重影响患者的行动能力与生活独立性，给患者身心带来巨大痛苦。中医针刺作为一种有效的治疗手段，通过疏通经络、调和气血，对促进半身不遂肢体功能的恢复具有积极作用。

一、中医对中风半身不遂病因的认识

中医认为，中风半身不遂主要由气血逆乱、痰瘀阻滞经络所致。人体

气血运行不畅，或因情志失调、饮食不节、劳逸失度等导致脏腑功能失调，内生风、火、痰、瘀，痹阻经络，气血不能濡养肢体，从而出现一侧肢体活动不利。其中，肝肾阴虚是发病的内在基础，气血逆乱是发病的关键环节，痰瘀阻络是导致半身不遂的直接原因。

二、常用穴位

(1) 肩髃　位于肩部，三角肌上，臂外展或向前平伸时，当肩峰前下方凹陷处。肩髃属手阳明大肠经，是治疗上肢偏瘫的重要穴位，可疏通肩部经络气血，改善肩部活动功能。针刺时，向三角肌方向斜刺 0.8~1.5 寸，施平补平泻法，以患者肩部有酸、胀感并向手臂放散为宜。

(2) 曲池　在肘横纹外侧端，屈肘，当尺泽与肱骨外上髁连线中点，为手阳明大肠经合。曲池能清热通络、调和气血，对改善上肢运动功能、缓解肌肉紧张有显著效果。针刺时，直刺 1~1.5 寸，施提插泻法，使针感向手指方向传导。

(3) 手三里　在前臂背面桡侧，当阳溪与曲池连线上，肘横纹下 2 寸处，属手阳明大肠经。手三里可疏通上肢经络，缓解上肢痿痹、疼痛等症状。针刺时，直刺 0.8~1.2 寸，施平补平泻法。

(4) 合谷　在手背，第 1 掌骨、第 2 掌骨间，当第 2 掌骨桡侧的中点处，是手阳明大肠经原穴。合谷具有疏风解表、通络止痛的功效，可调节上肢气血，改善手部活动功能。针刺时，直刺 0.5~1 寸，施提插泻法，以局部酸、胀感明显为佳。

(5) 环跳　在股外侧部，侧卧屈股，当股骨大转子最凸点与骶管裂孔连线的外 1/3 与中 1/3 交点处，属足少阳胆经。环跳是治疗下肢偏瘫的重要穴位，可疏通下肢经络气血，促进下肢运动功能恢复。针刺时，选用较长毫针，直刺 2~3 寸，施提插泻法，使针感向下肢放散。

(6) 足三里　位于小腿外侧，犊鼻下 3 寸，犊鼻与解溪连线上，是足阳明胃经合穴。足三里能健脾和胃、补益气血，为肢体筋脉提供充足营养、增强下肢力量。针刺时，直刺1~2寸，施捻转补法。

(7) 解溪　在足背与小腿交界处的横纹中央凹陷中，当拇长伸肌腱与趾长伸肌腱之间，属足阳明胃经。解溪具有疏通足部经络、改善踝关节活动、缓解下肢痿软无力的功能。针刺时，直刺0.5~1寸，施平补平泻法。

三、随症配穴

若患者伴有言语不利，可加刺廉泉、通里。廉泉位于颈部，当前正中线上，结喉上方，舌骨上缘凹陷处，可疏通舌部经络气血，改善言语功能；通里在前臂掌侧，当尺侧腕屈肌腱的桡侧缘，腕横纹上1寸，属手少阴心经，能宁心安神、通络利舌。针刺廉泉，向舌根斜刺0.5~0.8寸，施平补平泻法；针刺通里，直刺0.3~0.5寸，施平补平泻法。

若患者有口眼歪斜症状，加刺地仓、颊车、翳风。地仓在面部，口角外侧，上直瞳孔；颊车在面颊部，下颌角前上方约1横指，当咀嚼时咬肌隆起，按之凹陷处；翳风在颈部，耳垂后方，乳突下端前方凹陷中。地仓与颊车可局部疏通面部经络气血，改善口眼歪斜；翳风能疏风通络，辅助治疗面瘫。针刺地仓，向颊车方向透刺1~1.5寸，施平补平泻法；针刺颊车，直刺0.3~0.5寸，施平补平泻法；针刺翳风，直刺0.8~1.2寸，施捻转泻法。

若患者肢体麻木明显，加刺血海、膈俞。血海在股前区，髌底内侧端上2寸，股内侧肌隆起处，能养血活血；膈俞在脊柱区，第7胸椎棘突下，后正中线旁开1.5寸，为血会，可活血化瘀。针刺血海，直刺1~1.5寸，施平补平泻法；针刺膈俞，斜刺0.5~0.8寸，施平补平泻法。

四、治疗频次与疗程

在中风情况稳定后应尽早开始针刺治疗半身不遂。初期每周进行3~5次针刺治疗，持续2~3周，以快速激发气血运行，改善肢体功能。之后，根据患者恢复情况，调整为每周2~3次，10~15次为1个疗程。每个疗程之间休息3~5日。

第七节 便 秘

中风患者常伴有便秘症状,这不仅给患者带来身体上的不适,而且可能因用力排便导致血压升高,加重中风病情。中医针刺通过调节人体经络气血,改善肠道功能,对缓解中风便秘具有独特疗效。

一、中医对中风便秘病因的认识

中医认为,中风后便秘主要与气血亏虚、阴虚肠燥、腑气不通等因素有关。中风发病,气血逆乱,损伤正气,导致气血不足,大肠传导无力;或因肝肾阴虚,肠道失于濡润,大便干结;或情志不畅,气机郁滞,腑气不通,糟粕内停,形成便秘。

针刺选穴以调理肠胃、滋阴润燥、益气养血、通利腑气为原则。选取腹部及下肢与大肠经、脾经、胃经相关的穴位,以调节肠道功能,促进排便。同时,根据患者具体症状,配合相应的穴位,以改善整体身体状况。重点关注足阳明胃经、足太阴脾经、手阳明大肠经等经络穴位。胃经与脾经相互表里,共同调节脾胃运化功能,脾胃健运则有助于肠道传导;大肠经直接与大肠相连,刺激大肠经穴位可直接调节大肠功能。

二、常用穴位

(1) 天枢 位于腹部,横平脐中,前正中线旁开2寸,属足阳明胃经。天枢为大肠募穴,是大肠经气汇聚之处,能调理肠胃气机,促进肠道蠕动。针刺时,直刺1~1.5寸,施平补平泻法,以患者腹部有酸、胀感为宜。

(2) 中脘 在上腹部,前正中线上,当脐中上4寸,属任脉。中脘为胃之募穴,能和胃健脾、降逆利水,可调节脾胃功能,间接促进肠道运化。针刺时,直刺1~1.2寸,施平补平泻法。

(3) 足三里 在小腿外侧,犊鼻下3寸,犊鼻与解溪连线上,是足阳明胃经合穴。足三里可健脾和胃、补益气血,增强脾胃运化能力,为肠道传导提供动力。针刺时,直刺1~2寸,施捻转补法。

(4) 上巨虚 在小腿前外侧，当犊鼻下 6 寸，距胫骨前缘 1 横指，属足阳明胃经。上巨虚为大肠下合穴，能通调大肠气机，促进排便。针刺时，直刺 1~1.5 寸，施平补平泻法。

(5) 支沟 在前臂背侧，当阳池与肘尖的连线上，腕背横纹上 3 寸，尺骨与桡骨之间，属手少阳三焦经。支沟能清热理气、通调三焦，可疏通气机，使腑气通畅，缓解便秘。针刺时，直刺 0.8~1.2 寸，施泻法。

(6) 照海 在足内侧，内踝尖下方凹陷处，属足少阴肾经。照海能滋阴清热、利咽安神，对于阴虚肠燥引起的便秘有较好疗效。针刺时，直刺 0.5~0.8 寸，施补法。

三、随症配穴

若患者伴有腹胀、嗳气等气滞症状，加刺太冲、气海。太冲在足背，第 1 跖骨、第 2 跖骨间，跖骨底结合部前方凹陷中，属足厥阴肝经，能疏肝理气；气海在下腹部，前正中线上，脐中下 1.5 寸，可补气行气。针刺太冲，直刺 0.5~0.8 寸，施泻法；针刺气海，直刺 1~1.5 寸，施补法。

若患者有头晕耳鸣、腰膝酸软等阴虚症状，加刺太溪。太溪位于足内侧，内踝后方，内踝尖与跟腱之间的凹陷中，属足少阴肾经原穴，能滋阴益肾，缓解阴虚肠燥。针刺时，直刺 0.5~1 寸，施补法。

若患者神疲乏力、面色苍白等气血亏虚表现明显，加刺脾俞、气海。脾俞在脊柱区，第 11 胸椎棘突下，后正中线旁开 1.5 寸，可健脾益气；气海可补气固本。针刺脾俞，斜刺 0.5~0.8 寸，施补法；针刺气海，直刺 1~1.5 寸，施补法。

四、治疗频次与疗程

在中风情况稳定后可开始针刺治疗便秘。初期每周进行 3~5 次针刺治疗，持续 2~3 周，以快速改善肠道功能，缓解便秘症状。之后，根据患者恢复情况，调整为每周 2~3 次，10~15 次为 1 个疗程。每个疗程之间休息 3~5 日。

第八节　排尿困难

中风后排尿困难给患者带来极大痛苦，不仅影响日常生活，而且可能引发泌尿系统感染等并发症。中医针刺依据经络气血理论，对促进膀胱功能恢复、缓解排尿困难具有显著效果。

一、中医对中风后排尿困难病因的认识

中医理论认为，肾主水，开窍于二阴，膀胱负责贮存和排泄尿液，二者相互协作维持人体水液代谢平衡。中风发病后，人体正气受损，肾阳亏虚是常见病因之一。肾阳不足，无法温煦膀胱，致使膀胱气化功能失常，尿液难以顺利排出。此外，痰湿、瘀血阻滞下焦，阻碍膀胱正常气化，也会导致排尿困难。比如，患者中风后气血运行不畅，易在体内产生瘀血，或因脾虚运化失常，水湿聚而成痰，痰湿与瘀血阻滞于膀胱经络，影响尿液排泄。

二、常用穴位

(1) 关元　位于下腹部，前正中线上，脐中下 3 寸，属任脉。关元堪称人体元气汇聚之所，具有补肾培元、温阳固脱、通利小便的功效。针刺时，采用直刺法，刺入深度为 1~1.5 寸，行补法操作，使针感向会阴部放散，可有效激发人体阳气，改善膀胱气化功能，助力尿液排出。

(2) 气海　位于下腹部，前正中线上，脐中下 1.5 寸，属任脉。气海能补气行气、益肾固精，对促进膀胱气化意义重大。针刺时，直刺 1~1.5 寸，运用补法，通过增强人体气机运行，推动膀胱气化，缓解排尿困难。

(3) 肾俞　在脊柱区，第 2 腰椎棘突下，后正中线旁开 1.5 寸，属足太阳膀胱经。肾俞可补肾益精、温补肾阳，对改善肾脏功能、促进膀胱气化效果显著。针刺时，向脊柱方向斜刺 0.5~0.8 寸，施补法，以增强肾脏阳气，恢复其对水液代谢的正常调节作用。

(4) 三阴交　位于小腿内侧，内踝尖上 3 寸，胫骨内侧缘后方，是足三阴经 (足太阴脾经、足少阴肾经、足厥阴肝经) 交会穴。三阴交可健脾益血、调补肝肾，对改善下焦气血运行、促进膀胱气化发挥一定作用。针刺时，直刺1~1.5寸，行补法，通过调节三阴经气血，间接助力膀胱功能恢复。

（5）阴陵泉　位于小腿内侧，胫骨内侧髁下缘与胫骨内侧缘之间的凹陷中，属足太阴脾经。阴陵泉具有健脾利湿、通利小便的功效，对于因痰湿阻滞下焦导致的排尿困难有辅助改善作用。针刺时，直刺1~2寸，施泻法，以清除下焦痰湿，恢复膀胱正常气化功能。

三、随症配穴

若患者伴有尿频、尿急、尿痛等下焦湿热症状，加刺中极、委中。中极在下腹部，前正中线上，脐中下4寸，属任脉，为膀胱募穴，能清热利湿、通利膀胱。针刺时，直刺1~1.5寸，施泻法，以清除膀胱湿热，缓解尿频、尿急、尿痛等症状。委中在膝后区，腘横纹中点，属足太阳膀胱经，可清热凉血、通络止痛。针刺时，直刺1~1.5寸，施泻法，辅助中极清除下焦湿热，改善膀胱经气血运行。

若患者有小腹坠胀、肛门坠胀等中气下陷症状，加刺百会、足三里。百会在头部，前发际正中直上5寸，属督脉，能升阳举陷。针刺时，平刺0.5~0.8寸，施补法，提升人体阳气，缓解中气下陷症状。足三里在小腿外侧，犊鼻下3寸，犊鼻与解溪连线上，可健脾益气。针刺时，直刺1~2寸，施捻转补法，增强脾胃功能，促进气血生成，助力提升中气，改善小腹及肛门坠胀感。

四、治疗频次与疗程

在中风情况稳定后应尽快开展针刺治疗排尿困难。初期，建议每周进行3~5次针刺治疗，持续2~3周，此阶段旨在快速激发人体经络气血，改善膀胱功能，缓解排尿困难症状。之后，依据患者恢复情况，调整为每周2~3次，10~15次为1个完整疗程。每个疗程之间需要安排3~5日的休息时间，以便身体适应治疗节奏。

第六章　针刺与他法联用治疗中风

针刺疗法作为治疗中风的方法之一,在临床上被广泛应用。临床实践证明,单一的针刺疗法治疗中风即可获得一定的疗效,但更多是作为中风后的康复治疗措施之一而被广泛应用。在临床实践中,中风的治疗常常是多种治疗方法联合使用,遵循多维度协同、个体化定制两大核心原则。多维度协同旨在整合不同疗法在改善脑部血液循环、修复神经功能、促进肢体康复等方面的优势,形成全方位的治疗合力。

第一节　针刺与中药联用

一、联用的理论基础

中医理论认为,中风的发生多与气血逆乱、经络瘀阻相关。中药通过调整人体阴阳、气血、脏腑功能,达到扶正祛邪、通络化瘀的目的。针刺则基于经络学说,刺激穴位激发经气,调节气血运行,使人体恢复阴阳平衡。二者理论同源,目标一致,为联合应用奠定了坚实基础。

二、常用中药方剂及与针刺的协同作用

1. 急性期

(1) 方剂　对于缺血性中风急性期,常用的方剂为化痰通络汤。本方以半夏、白术、天麻、胆南星等为主要药物,具有化痰通络、醒脑开窍的功效。在中风急性期,患者多因风痰瘀血痹阻脉络,导致气血不畅,出现半身不遂、口眼歪斜等症状。

(2) 针刺协同　配合针刺治疗,选取人中、内关、三阴交等穴位。人中

为督脉穴位,可醒脑开窍;内关属心包经,能调理心气、疏通气血;三阴交为足三阴经交会穴,可滋补肝肾、活血化瘀。针刺这些穴位,与化痰通络汤共同作用,一方面通过中药的化痰通络作用,消除致病因素,另一方面借助针刺的穴位刺激,迅速改善脑部血液循环,醒脑开窍,减轻神经功能损伤。

2. 恢复期和后遗症期

(1) 方剂　补阳还五汤是此阶段常用方剂。方中重用黄芪补气,当归、川芎、桃仁、红花等活血化瘀,地龙通经活络。本方适用于中风恢复期气虚血瘀证,患者表现为肢体偏瘫、乏力、面色萎黄等。

(2) 针刺协同　针刺选取阳明经穴位为主,如肩髃、曲池、手三里、合谷、环跳、阳陵泉、足三里、解溪等穴位。阳明经为多气、多血之经,针刺这些穴位可激发阳明经经气,促进气血运行,增强肢体肌力。补阳还五汤通过补气活血,为肢体功能恢复提供动力和物质基础,针刺则直接作用于经络穴位,引导气血到达病所,两者协同,加速肢体功能的康复,改善患者的运动功能和生活自理能力。

三、针刺穴位选择与中药配伍的对应关系

1. 根据脏腑辨证

若中风患者伴有明显的肝肾阴虚症状,如头晕耳鸣、腰膝酸软等,中药方剂中常配伍熟地黄、山茱萸、枸杞子等滋补肝肾之品。在针刺穴位选择上,相应地会选取肝俞、肾俞等背俞穴,以及太溪、三阴交等足少阴肾经和足太阴脾经穴位。肝俞、肾俞可直接调节肝肾之气;太溪为肾经原穴,滋阴补肾作用显著;三阴交能补三阴之虚。它们与中药协同滋补肝肾,改善阴虚症状。

2. 根据经络辨证

当中风患者出现上肢偏瘫为主的症状时,中药会选用一些引经药物,如桑枝、桂枝等,以引导药力上行,通达上肢经络。针刺则重点选取上肢的手阳明大肠经、手少阳三焦经和手太阳小肠经穴位,如肩髃、曲池、外关、后溪等穴位。手阳明经为多气、多血之经,对上肢运动功能恢复尤为重要。针刺这些穴

位结合中药的引经作用，可更好地促进上肢气血流通，恢复上肢运动功能。

四、临床应用要点

1. 剂量与疗程

中药的剂量应根据患者的年龄、体质、病情轻重等因素合理调整。一般来说，急性期病情较重，药物剂量可适当偏大，但需要密切观察患者的反应，防止药物不良反应。针刺的刺激强度和频率也应根据患者的耐受程度和病情变化进行调整。在疗程方面，急性期针刺治疗可每日1~2次，中药根据病情可每日1剂或2日1剂；恢复期和后遗症期，针刺可每周2~3次，中药可根据患者恢复情况适当延长服药间隔。

2. 注意事项

在联合治疗过程中，要密切观察患者的病情变化，如生命体征、神经功能恢复情况等。同时，要注意患者的饮食和情志调节。饮食宜清淡，避免辛辣、油腻、刺激性食物，以免影响药物疗效和加重病情。在情志方面，要关注患者的心理状态。中风患者往往因肢体功能障碍等出现焦虑、抑郁等情绪，而不良情绪会影响气血运行，不利于病情恢复，因此需要给予心理疏导，鼓励患者积极配合治疗。

针刺与中药联用治疗中风，凭借二者在理论和实践上的紧密结合，通过合理的方剂配伍与穴位选择，在中风的不同阶段发挥独特优势，为中风患者提供了一种安全、有效的治疗方案，值得在临床实践中广泛推广和深入研究。

第二节　针刺与西药联用

一、联用的理论基础

1. 改善脑部血液循环

西药中的抗血小板聚集药物（如阿司匹林、氯吡格雷）可抑制血小板聚集，防止血栓形成，改善血液流动性；扩张血管药物（如尼莫地平）能直接扩张脑血管，增加脑血流量。针刺通过刺激特定穴位，如百会、风池等，可调节血管舒张、收缩功能，促进脑部血液循环，与西药协同作用，进一步优化脑部供血，为受损脑组织提供充足的氧气和营养物质，减轻缺血、缺氧损伤。

2. 神经保护与修复

西药中的神经保护剂（如依达拉奉）可清除自由基，减轻氧化应激损伤，保护神经细胞。针刺则通过调节神经递质的释放，促进神经细胞的再生和修复。

3. 调节机体整体功能

中风常引发机体一系列生理功能紊乱。西药主要针对具体病理环节进行治疗，而针刺基于中医整体观念，通过刺激穴位调节人体经络气血，平衡阴阳，改善全身脏腑功能。

二、不同治疗阶段的联用方案

1. 急性期

（1）西药治疗　对于缺血性中风，若符合溶栓指征，会立即使用溶栓药物（如阿替普酶）进行溶栓治疗，以尽快恢复脑血流灌注。同时，配合抗血小板聚集、抗凝、神经保护等药物。对于出血性中风，则使用降低颅内压药物（如甘露醇）减轻脑水肿，控制血压药物（如硝苯地平缓释片）稳定血压等。

（2）针刺协同　在西药治疗的基础上，尽早开展针刺治疗。选取人中、内关、涌泉等穴位，采用醒脑开窍针法。人中为督脉要穴，可醒脑复苏；内关调理心气，疏通气血；涌泉为肾经井穴，激发肾经经气。针刺这些穴位，能迅速改善脑部气血运行，促进患者苏醒，减轻神经功能缺损症状，与西药共同作用，提高急性期治疗效果，降低致残率和死亡率。

2. 恢复期

（1）西药治疗　继续使用抗血小板聚集、调节血脂（如阿托伐他汀）、改善脑循环（如丁苯酞）等药物，促进脑血管功能恢复，预防中风复发。

（2）针刺协同　针刺以选取患侧肢体的阳明经穴位为主，如肩髃、曲池、手三里、合谷、环跳、阳陵泉、足三里、解溪等穴位。阳明经多气、多血，针刺这些穴位可激发经气，促进肢体气血运行，增强肌肉力量，改善肢体运动功能。与西药改善脑循环、营养神经的作用相结合，加速肢体功能康复，提高患者生活自理能力。

3. 后遗症期

（1）西药治疗　根据患者具体情况，适当调整药物剂量和种类，持续维持脑血管功能稳定，预防并发症。

（2）针刺协同　针刺采用综合治疗方法，除了肢体穴位，还根据患者伴随症状选取相应穴位。如伴有言语障碍，加刺廉泉、通里等穴位；伴有吞咽困难，加刺风池、翳风等穴位。长期针刺治疗，能改善患者残留的功能障碍，配合西药巩固治疗效果，能提高患者生活质量。

三、临床应用要点

1. 药物选择与剂量调整

西药的选择和剂量应严格遵循临床指南和患者的具体病情。

2. 针刺操作规范

针刺治疗应由专业的针灸科医生进行操作，严格遵循针刺操作规范。要根据患者的体质、病情和穴位特点，选择合适的针刺手法和刺激强度。如在急性期，醒脑开窍针法的操作手法较为特殊，需要准确把握针刺深度和角度，以达到最佳治疗效果。

3. 综合护理与康复指导

在联合治疗过程中，要注重患者的综合护理和康复指导。①饮食护理：遵循低盐、低脂肪、低糖饮食原则，控制血压、血糖和血脂；②康复训练指导：根据患者的康复阶段制订个性化的康复训练计划，如肢体运动训练、语言训练、吞咽训练，促进患者功能恢复，提高治疗效果。

针刺与西药联用治疗中风，通过发挥二者在不同方面的治疗优势，在中风的各个阶段均展现出良好的协同效果。这种联合治疗模式为中风患者提供了更全面、有效的治疗选择，在临床实践中具有重要的推广价值和应用前景，值得进一步深入研究和优化。

第三节　针刺与按摩、运动疗法联用

一、联用的理论依据

中医理论认为，中风主要因气血逆乱、经络痹阻所致。针刺通过刺激穴位，调节经络气血运行，恢复人体阴阳平衡；按摩则通过手法作用于人体体表特定部位，以疏通经络、调和气血。运动疗法在西医康复理念中强调通过主动运动、主动助力运动和被动运动，改善肢体功能、增强肌肉力量、提高身体协调性。三者虽来源不同，但都围绕促进机体功能恢复这一核心目标，理论上相互补充，为联合应用提供了坚实基础。

二、各疗法的作用及协同机制

1. 针刺的作用

针刺的作用是调节气血与神经功能。针刺刺激百会、风池、内关、足三里等穴位，可调节脑部血液循环，增加脑血流量，为受损脑组织提供充足养分。同时调节神经递质释放，促进神经细胞的再生与修复，改善神经功能缺损症状，如肢体麻木、运动障碍等。

2. 按摩的作用

按摩的作用是改善局部血液循环与肌肉状态。按摩通过推、拿、按、揉等手法作用于患侧肢体及相关穴位，能促进局部血液循环，缓解肌肉痉挛，降低肌肉张力，预防肌肉萎缩。对关节进行按摩还可改善关节活动度，防止关节僵硬。

3. 运动疗法的作用

运动疗法的作用是促进肢体功能恢复与提高生活自理能力。运动疗法包括被动运动、主动助力运动和主动运动等。在中风早期，被动运动可维持关节活动范围，预防关节挛缩；随着病情好转，主动助力运动和主动运动逐渐增加，如进行肢体的屈伸、抬举等训练，能增强肌肉力量，改善肢体运动协调性，提高患者的平衡能力和行走能力，最终提升生活自理能力。

4. 协同机制

（1）针刺为按摩和运动疗法奠定基础　针刺改善了脑部血液循环和神经功能，使肌肉、关节等组织对按摩和运动刺激更敏感，提高后续治疗效果。

（2）按摩辅助针刺与运动疗法效果　按摩通过放松肌肉、改善局部血液循环，能增强针刺穴位刺激的传导，使针刺效果更好地发挥。同时，按摩为运动疗法做准备，减轻肌肉疼痛和痉挛，让患者更舒适地进行运动训练，提高运动疗法的依从性。

（3）运动疗法巩固针刺和按摩成果　运动训练增强了肢体的运动功能，进一步促进全身血液循环，巩固针刺和按摩在改善气血运行方面的效果。而且，随着肢体功能的不断恢复，又能反馈性地促进神经功能进一步修复，形成良性循环。

三、不同阶段的联用方案

1. 急性期

（1）针刺治疗　在病情稳定后尽早开展针刺治疗。选取人中、内关、涌泉等穴位，采用醒脑开窍针法，以醒脑复苏、疏通经络。人中为督脉要穴，可快速改善脑部气血运行，促进患者苏醒；内关调理心气，改善全身气血流通；涌泉激发肾经经气，对昏迷患者有促醒作用。

（2）按摩辅助　主要针对头面部及肢体大关节周围进行简单的按摩。例如：轻柔按摩面部肌肉，缓解面部肌肉紧张；对肩关节、髋关节等大关节进行轻微的屈伸、旋转按摩，维持关节活动度，但力度要轻，避免引起患者不适或加重病情。

（3）运动疗法介入　主要以被动运动为主。在患者生命体征平稳后，由康复治疗师帮助患者进行肢体的被动屈伸、翻身等活动，每次活动时间不宜过长，一般10~15分钟，每日2~3次，预防关节挛缩和肌肉萎缩。

2. 恢复期

（1）针刺调整　针刺逐渐调整为以患侧肢体穴位为主，如肩髃、曲池、手三里、合谷、环跳、阳陵泉、足三里、解溪等穴位。通过针刺这些穴位，激发阳明经经气，促进肢体气血运行，增强肌肉力量。手法上可采用平补平泻法或补法，要根据患者体质和病情适当调整。

(2) 按摩加强　按摩范围扩大至整个患侧肢体，增加按摩力度和时间。运用㨰法、揉法、捏法等手法，对肌肉进行全面放松和刺激，重点按摩肌肉萎缩明显或痉挛严重的部位。同时，增加关节的按摩手法，如关节松动术，进一步改善关节活动度，为运动训练提供更好的条件。

(3) 运动疗法升级　逐步增加主动助力运动和主动运动。患者可借助康复器械进行上肢的推举、抓握训练，下肢的站立、行走训练等学位。训练强度和难度根据患者的恢复情况逐渐增加，如从借助拐杖行走过渡到独立行走，从简单的抓握动作过渡到精细动作训练。

3. 后遗症期

(1) 针刺巩固　针刺继续发挥作用，针对患者残留的功能障碍，如言语不清、吞咽困难等，选取相应穴位，如廉泉、通里、风池、翳风等穴位。采用适当的针刺手法，长期坚持治疗，改善这些功能障碍。同时，继续针刺肢体穴位，维持肢体功能。

(2) 按摩维持　按摩作为一种长期的辅助治疗手段，定期进行全身按摩，重点关注肢体肌肉和关节。通过按摩，保持肌肉的弹性和关节的灵活性，预防肌肉萎缩和关节僵硬进一步加重。按摩手法可根据患者的耐受程度适当调整，以放松和保健为主。

(3) 运动疗法强化　运动疗法侧重于提高患者的生活质量和运动功能的精细化。除了继续进行日常的行走，上、下楼梯等功能性训练外，增加一些针对性的训练，如平衡训练、协调训练等。

四、临床应用要点

1. 治疗顺序与时间安排

一般先进行针刺治疗，利用针刺的即时效应，改善气血和神经功能后，再进行按摩和运动疗法。针刺治疗每次30~40分钟，按摩时间为20~30分钟，运动疗法根据患者的体力和恢复情况，每次训练30~60分钟不等。治疗频率可根据患者病情和耐受程度，急性期每日进行针刺、按摩和运动治疗，恢复期和后遗症期可适当减少频率，如每周进行3~5次治疗。

2. 个性化调整

根据患者的年龄、体质、病情严重程度及恢复情况，对治疗方案进行个性化调整。

针刺、按摩与运动疗法联用治疗中风，通过整合多种治疗手段的优势，在中风的不同阶段发挥独特作用，为中风患者提供了全面、系统的康复治疗方案。这种联合治疗模式在临床实践中已取得显著效果，值得广泛推广和深入研究，以帮助更多中风患者恢复健康，回归正常生活。

第四节 针刺与气功、心理疗法联用

一、联用理论依据

中医认为，中风的发生与气血逆乱、经络痹阻密切相关。针刺通过刺激人体特定穴位，调节经络气血的运行，以达到疏通经络、调和阴阳的目的。气功则强调通过调身、调息、调心，引导体内气血的有序流动，增强人体正气，促进机体的自我修复。二者皆基于中医整体观念与经络学说，相辅相成。

二、各疗法的作用及协同机制

1. 针刺的作用

针刺的作用是调节气血与神经功能。针刺刺激百会、风池、内关、足三里等穴位，可扩张脑血管，增加脑血流量，改善脑部缺血缺氧状态，为受损脑组织提供充足的养分。同时，针刺能够调节神经递质的释放，如增加血清中5-羟色胺、多巴胺等神经递质的含量，促进神经细胞的再生与修复，缓解肢体麻木、运动障碍等神经功能缺损症状。

2. 气功的作用

气功的作用是增强气血运行与身体功能。气功的调身动作，如太极拳、八段锦等功法中的特定姿势和动作，能够引导身体的气血运行，尤其是患侧肢体的气血流通。通过调息，即有意识地调整呼吸节奏和深度，可增加肺部的气体交换，提高血氧含量，进一步促进全身血液循环。调心则有助于放松身心，减轻患者的心理压力，增强身体的自我调节能力。

3. 心理疗法的作用

心理疗法的作用是改善心理状态与促进康复。心理疗法通过认知行为疗法、支持性心理治疗等方法，帮助中风患者正确认识疾病，改变不良的认知模式和行为习惯，缓解焦虑、抑郁等负面情绪。积极的心理状态能够增强患者的康复信心和依从性，使其更主动地配合针刺和气功治疗。

4. 协同机制

（1）针刺为气功和心理疗法奠定基础　针刺改善脑部血液循环和神经功能后，使患者身体对气功的练习和心理疗法的接受度更高。

（2）气功辅助针刺与心理疗法效果　气功的练习增强了身体的气血运行，使针刺穴位的刺激效果更好地传导和发挥作用。

（3）心理疗法巩固针刺和气功成果　积极的心理状态能够增强患者对针刺和气功治疗的依从性，使患者坚持治疗方案。同时，心理疗法促进神经内分泌系统的调节，有利于维持针刺和气功所带来的身体功能改善。

三、不同阶段的联用方案

1. 急性期

（1）针刺治疗　在中风急性期，病情相对稳定后应尽早开展针刺治疗。选取人中、内关、涌泉等穴位，采用醒脑开窍针法。人中为督脉要穴，可醒脑复苏，快速改善脑部气血运行，促进患者苏醒；内关调理心气，改善全身气血流通；涌泉激发肾经经气，对昏迷患者有促醒作用。针刺手法宜强刺激，以达到迅速疏通经络、醒脑开窍的目的。

(2) 气功介入　在急性期，患者身体较为虚弱，气功练习以简单的呼吸练习为主，如腹式呼吸法。患者平躺在床上，放松全身，将注意力集中在呼吸上，慢慢地吸气，使腹部隆起，然后缓缓呼气，使腹部收缩。每次练习 5~10 分钟，每日 2~3 次。这种简单的呼吸练习有助于患者放松身心，增加氧气摄入，促进身体的自我调节，但要避免过度劳累。

(3) 心理疗法开展　心理治疗师与患者及其家属进行沟通，了解患者的心理状态和情绪变化。采用支持性心理治疗方法，给予患者安慰和鼓励，让患者感受到关心和支持。同时，向患者及其家属介绍中风的相关知识和治疗进展，缓解他们的恐惧和焦虑情绪，为后续治疗奠定良好的心理基础。

2. 恢复期

(1) 针刺调整　恢复期针刺逐渐调整为以患侧肢体穴位为主，如肩髃、曲池、手三里、合谷、环跳、阳陵泉、足三里、解溪等穴位。通过针刺这些穴位，激发阳明经经气，促进肢体气血运行，增强肌肉力量。手法可根据患者体质和病情采用平补平泻法或补法。

(2) 气功加强　在恢复期，患者身体状况有所改善，可逐渐增加气功练习的难度。

(3) 心理疗法深化　采用认知行为疗法，帮助患者正确认识中风后的身体变化和康复过程，纠正不合理的认知和行为习惯。

3. 后遗症期

(1) 针刺巩固　后遗症期针刺主要针对患者残留的功能障碍，如言语不清、吞咽困难等，选取相应穴位，如廉泉、通里、风池、翳风等穴位。采用适当的针刺手法，长期坚持治疗，改善这些功能障碍。同时，继续针刺肢体穴位，维持肢体功能。

(2) 气功维持　后遗症期患者可继续坚持气功练习，选择适合自己的气功功法进行长期锻炼。气功练习不仅能够维持身体的气血运行和肌肉关节功能，而且能调节心理状态，增强身体的抵抗力。患者可根据自己的身体状况和兴趣，选择每日练习 1~2 次，每次 20~30 分钟。

(3) 心理疗法持续　在后遗症期，心理疗法侧重于帮助患者适应身体的残疾，提高生活质量。采用支持性心理治疗和心理康复指导相结合的方法，鼓励患者发展新的兴趣爱好，寻找生活的乐趣。

四、临床应用要点

1. 治疗顺序与时间安排

一般先进行针刺治疗，利用针刺的即时效应，改善脑部血液循环和神经功能。针刺治疗每次 30~40 分钟，每周 3~5 次。针刺治疗后，患者可进行气功练习，每次气功练习时间根据患者身体状况和病情阶段而定，一般为 15~30 分钟。心理疗法可根据患者的心理状态随时进行，每次治疗时间为 45~60 分钟，每周 1~2 次。在急性期，治疗频率可适当增加；在恢复期和后遗症期，可根据患者的恢复情况调整治疗频率。

2. 个性化调整

根据患者的年龄、体质、病情严重程度及心理状态，对治疗方案进行个性化调整。

3. 专业指导与监督

针刺治疗应由专业的针灸科医生进行操作，确保穴位定位准确、针刺手法规范。气功练习需要在专业气功师的指导下进行，避免因错误的练习方法导致身体损伤。心理疗法应由专业的心理治疗师实施，根据患者的具体情况制订个性化的治疗方案。同时，在治疗过程中，要密切观察患者的身体反应和心理变化，及时调整治疗方案。

4. 患者教育与自我管理

向患者及其家属详细介绍针刺、气功和心理疗法的作用、方法和注意事项，提高患者的治疗依从性和自我管理能力。

针刺与气功、心理疗法联用治疗中风，整合了多种治疗手段的优势，从身体和心理 2 个层面为中风患者提供了全面、系统的康复治疗方案。这种联合治疗模式在临床实践中已取得了显著的效果，为中风患者的康复带来了新的希望，值得在临床中进一步推广和深入研究。

第七章 中风针刺治疗方案名家经验选

一、头针为主，施以抽添法

王桂荣以头针施用抽添法治疗中风半身不遂，疗效满意。

1. 取穴

取患肢对侧头部运动区，肢体酸痛麻木者加感觉区，失语或舌謇语涩者加语言区。

配穴：在第 2 疗程开始，配取患侧阳明经穴位及少阳经穴位，如肩髃、曲池、外关、髀关、伏兔、足三里、阳陵泉、解溪。

2. 操作

选 30 号 1.5 寸毫针，从头顶部向颞部快速进针，沿头皮平行刺入 1 寸深，施以抽添法，即先用捻转法促使得气后，再向周围做多向提插，行针过程中嘱患者运动患侧肢体。不能做自立运动者，可嘱患者意识运动，结合医生帮助的被动运动。配以体针者，针刺得气后接电针，采用疏密波及断续波各 15 分钟。每日 1 次，10 次为 1 个疗程。每个疗程间隔 3~5 日。

王桂荣认为：

以头针施用抽添法治疗中风后遗症具有良好的疗效，其作用机制是：通过针刺头部的特定部位，施用特定手法，可以达到疏通经络、调节气血、平衡阴阳的作用，从而改善临床症状，促进瘫痪肢体的功能恢复。

病案

患者，男，64岁，干部。1个月前突发右侧肢体瘫痪，曾在外院内科诊断为脑梗死，西医治疗1个月，肢体瘫痪症状未见减轻，故来我科就诊。查体：右侧半身不遂，肢体麻木，上、下肢肌力Ⅱ级，舌质淡、苔白腻，脉沉无力。诊断：中风（中经络），遂采用上述方法治疗。第1疗程，选取头部运动区、感觉区，用抽添法操作5~10分钟，留针8~12小时，每日1次；第2疗程，头部与第1疗程相同，配体针。取穴：肩髃、曲池、外关、髀关、伏兔、足三里、解溪等穴位，针刺得气后，分别在肩髃、曲池、髀关、足三里等4个穴位上加电针，运用疏密波、断续波各15分钟，第3疗程与第2疗程相同。该患者经过以上3个疗程治疗痊愈出院，半年后随访无复发。

二、随症选穴，接气通经

郑魁山认为，中风急性期，取十二井穴点刺放血，丰隆、三阴交用泻法，留针30分钟。以平肝泻热，祛痰降逆。当急性期已过，血压渐趋稳定，遗留头痛、肢体瘫痪、语言失灵等症者，应及时治疗。肢体瘫痪，用"接气通经法"，从上到下按顺序取穴，使针感传到手足末端。针上肢先取大椎、大杼、风门，用热补法，不留针，以振奋阳气。再用同样手法针患侧肩髃、曲池、中渎、外关、合谷。下肢先取肾俞、关元俞、秩边，用热补法，不留针，以补肾培元。再用同样手法针环跳、风市、阳陵泉、足三里、绝骨、三阴交，留针10分钟，或做穴位埋线，以益肾健脾、活血通络。肘关节拘急配天井、肘髎，手指拘急配三间，膝关节拘急配（膝）阳关、曲泉，用平补平泻法，留针20~30分钟，以疏筋利节。肌肉和关节疼痛，配痛处附近穴位，留针或加灸10~15分钟，以温通经络。足内翻配申脉，足外翻配照海，用补法，以扶正补虚。口渴，配风池、颊车透地仓，用平补平泻法，留针10~20分钟，以散风活络。大便秘结，配天枢、丰隆，用凉泻法，留针 10~20 分钟，以祛痰通便。舌强不语，配风府、上廉泉，用泻法，不留针，金津、玉液用速刺法出血，以散血凉血、清热开窍。口角流涎，配翳风、列缺、照海，用平补平泻法，以行气利湿。吞咽困难，配风府、风池，不留针。廉泉、天突、阳溪，用平补平泻法，留针 10 分钟，以祛风开窍。目闭鼻塞，配上迎香，用速刺法，以取嚏开窍。脉弦舌赤，配内关、足三里，用泻法，以开胸降逆、平肝泻火。肩关节下垂，配天宗、肩髎、肩髃、臑会、臂臑，用补法，以升举阳气。手足麻木，配中脘、气海、后溪、申脉，针后加灸 10~20 分钟，以培本振阳。肌肉萎缩，在萎缩部位施灸 10 分钟，以温经活络。二便失禁，配气海、关元、腰俞、会阳，针后加灸 10~20 分钟，以温固下元。心悸气短，配巨阙、内关，用补法，留针 5~10 分钟，以养心安神。

病案

患者，女，61 岁，农民。因左半身不遂，失语 8 日，在医疗站治疗无效而来住院。检查：嗜睡，神志恍惚，语言不清，面红，瞳孔左略大于右，左侧上肢、下肢不能活动，膝反射减弱，血压 210/116mmHg，脑脊液呈血性。因患者口张不大，未看舌苔，脉弦有力。西医诊断为高血压、脑出血。针十二井穴放血，太冲、三阴交、丰隆，用泻法，留针 20 分钟，以吸氧辅助。次日二诊，神志清楚，反应迟钝，声音低微，能进少量饮食，头痛，左侧上肢、下肢不能活动，血压 190/70mmHg，苔黄腻，舌质淡红，脉弦数，针刺取穴手法同前，加双风池、百会、上廉泉、左曲池、合谷、环跳。治疗 5 次时，头痛大减，言语清楚，伸舌仍偏向左，左鼻唇沟仍浅，左侧上肢和下肢能抬起，左手握力仍差，血压 150/60mmHg，苔脉同前。停止吸氧。针左肩髃、曲池、外关、合谷、环跳、风市、阳陵泉、足三里、悬钟，用平补平泻法，留针 20 分钟。又针 12 次，头已不痛，精神好，饮食增加，两侧鼻唇沟无明显差异。左手握力增加,能握住别人三指,左手能抬高至头,能步行,但左腿力量较差,迈步时抬不高。血压160/80mmHg。出院后到门诊针治15次,左手能抬高过头,腿力好,步行端正,能承担家务劳动。

三、头体针并用,随症取穴

中风是临床常见病、多发病。中风经过救治,患者神智清醒后,多留有后遗症,如半身不遂、言语不利、口眼歪斜等。方立新用头体针结合治疗中风后遗症,疗效较佳。

1. 取穴

(1) 头针　以患肢对侧运动区、足运感区为主,命名性失语加言语二区,感觉性失语加言语三区(运动性失语已在言语一区,即运动区下2/5处治之)。

(2) 体针　以患者阳明经穴位为主,上肢瘫痪取肩髃、曲池、手三里、外关、合谷;下肢瘫痪取环跳、阳陵泉、足三里、三阴交、解溪;口眼歪斜取迎香、颊车、地仓;言语不利取廉泉、哑门、通里。

2. 操作

(1) 头针　用30号1.5寸毫针刺入刺激区0.5~1.5寸,然后留针40分钟。

(2) 体针　以上穴位每次选用上肢、下肢各3个穴,头面部2个。用30号1.5寸毫针刺入0.5~1.5寸,均匀地提插、捻转,得气后留针20分钟。留针期间行针3次。

头针留针时间宜长,且不用其他手法,因为头皮肌层薄,用提插捻转等强刺激手法容易产生恶性刺激,而留针则是良性刺激。适当的留针,患者仅有胀、沉的感觉,消除了对刺痛所产生的恐惧心理,使针感较长时间地、不断地传入大脑皮层,有利于神经功能不断恢复和巩固。

根据"治痿独取阳明""阳主动"的原则,体针取穴常以阳明经穴位为主,辅以太阳经、少阳经穴位。因为阳明经为多气、多血之经,阳明经经气通畅,正气扶助，使肢体功能逐渐恢复。

病案

患者，男，61岁。患者因右侧肢体乏力、言语不利到本院急诊室留观，后收入神经内科治疗。发病时血压210/135mmHg，经CT确诊为左基底节区脑梗死。经神经内科治疗病情稳定后于第19日开始针刺治疗。当时患者右上肢肌力0级、右下肢肌力I级，采用头体针结合按前述的方法予以治疗，每日针刺1次，2周后瘫痪体征基本消失，说话吐字渐清。一个多月后右上肢肌力恢复至Ⅳ级、右下肢肌力恢复到Ⅴ级，言语恢复正常，生活基本能自理。

四、风府－哑门，振奋督脉阳气

李秀华采用针刺风府、哑门为主治疗中风后遗症，收到较理想疗效。

1. 取穴

选取风府、哑门2个穴位。意识障碍者加百会、人中；闭证配井穴放血；脱证配灸足三里、百会；高血压配曲池、大冲；失语配金津、玉液；二便障碍加阴陵泉；四肢瘫加曲池、内关、极泉；下肢瘫加环跳、阳陵泉、委中。

2. 操作

风府、哑门2个穴位交替使用。严格消毒后，选用1.5寸毫针，直刺或向喉结方向针刺，进针深度可按李定明教授风府、哑门进针深度，以得气为准，不提插、不捻转、不留针。其他穴位常规针刺，每日1次，10次为1个疗程。

风府、哑门均系奇经八脉里督脉穴位。督脉总一身之阳气，其循行背部正中，上至头面。诸阳经均来交会，故有"阳脉之海"之称，具有调全身诸阳经经气作用。中风，中医认为是本虚标实之证。本虚为肝肾亏虚，标实为风、火、痰、瘀。脑脉瘀阻、气滞血瘀是中风的主要病因。针刺风府、哑门可以振奋督脉阳气，使经脉气血疏通，因而具有改善脑部供血，促进堵塞的脑血管再通的作用。

病案

患者，女，51岁。早晨起床后，突感右侧肢体麻木，手足失灵，言语不清，口角流涎，即刻诊治，诊为脑血栓形成，CT片示左侧基底节脑梗死。体检：昏睡状态，肌力0级，布鲁津斯基征(+)，舌体向右侧歪斜，右口角流涎，鼻唇沟变浅。治疗：先经神经内科常规治疗，液体滴毕，即刻采用针刺风府、哑门的方法，配合针刺人中、百会，严格消毒后风府穴位缓慢进针得气后，不提插、不捻转、不留针，患者针后神志清醒，5分钟后活动下肢，即刻能抬高30°，肌力达Ⅲ级以上，以后每日风府、哑门2个穴位交替针刺，上肢配曲池、内关、极泉；下肢配环跳、委中、阳陵泉，1周后患者即可右侧搀扶行20米，3周后可独立行走，开始缓缓而行，举步艰难，以后行走力量渐增且灵活，如是治疗1个月，基本痊愈出院。

五、阳经经穴为主，长针透刺

手指拘挛性瘫痪是中风所致半身不遂后遗症中的常见症状之一，其主要表现为上肢肌张力增强，上肢屈曲难伸，手指掌屈、挛急不开。张艳在临床上采用长针透穴治疗该病。

1. 取穴

(1) 主穴 合谷、鱼际，每次每穴必用。

(2) 配穴 曲池和手三里、二间和三间、八邪和精灵、威灵，均交替使用。

2. 操作

针刺部位常规消毒之后，选用3寸长针，合谷直刺深透直达后溪；鱼际向拇指末端沿皮透刺，直达少商；曲池直刺深透直达少海；手三里直刺深透直达对侧皮下；二间或三间向示指末端沿皮透刺，直达商阳；八邪向腕关节透刺；精灵、威灵则行对刺法。在施行二间或三间透刺商阳、鱼际透刺少商的过程中，应提捏针刺所过部位的皮肤和表浅肌肉组织，使透针顺利并减轻疼痛。留针 30 分钟，隔日 1 次，10 次为 1 个疗程。

手指拘挛性瘫痪依据经络学说的理论属"阳缓而阴急"之因所致，取穴重点应放在阳经经穴上，以振奋阳经经脉的牵拉作用，纠正局部肌肉、肌腱和有关韧带的拮抗失衡状态，恢复经脉的相对平衡。故经穴选用手阳明之合谷、曲池、手三里、二间、三间及手太阴之鱼际，经外奇穴则选用位于阳面的八邪和精灵、威灵，用长针透刺可以扩大刺激面积，增加针刺强度或使针感易于扩散传导，即"经脉所过，主治所及"，以达到缓阴经之急，使经络功能趋于阴平阳秘之功效。

病案

患者，男，65 岁，教师。左侧肢体活动不利 4 月余。查左侧肢体肌张力增高，左肘关节屈曲难伸，手指严重掌屈，拘挛不开，尤以拇指、示指两指为甚，左侧上肢、下肢均能抬离床面。患者于 10 月下旬因脑出血致左侧肢体瘫痪，经某院西医治疗病情好转，但肢体功能活动恢复欠佳，遂转为针刺治疗。经用上述治疗 10 次后，拘挛、掌屈症状明显缓解，上肢肌张力基本恢复正常，肘关节伸屈自如，五指可全部伸张开来。经针刺 20 次后，原来僵直的拇指、示指两指可以屈伸活动，并有一定的握力，临床治愈。嘱患者进一步加强左侧手指功能锻炼，以巩固疗效。

六、梅花针为主，配以多针刺

师怀堂在运用新九针治疗中风及其后遗症的长期临床实践中，逐步摸索出一套以梅花针为主的独特且行之有效的治疗方法。它起到了调节脏腑功能、平衡阴阳、祛邪及通经活络的作用，尤对脑血栓形成早期（发病1~2日）者，可起到立竿见影的效果。

先用梅花针对患侧肢体及健侧头部循经重叩，叩刺重点是健侧头三阳经及患侧十二井穴。继用毫针针刺健侧头部胆经穴位及患侧十二井穴为主。取穴为率谷、天冲、悬颅、浮白、悬厘、窍阴、脑空、曲鬓、听宫、风池、风府、风门、百会、曲池、秩边、十二井穴等，也可用三棱针点刺井、原、络穴，并可根据"上病下取""下病上取"等配穴原则灵活选穴。若伴口眼歪斜可加用梅花针叩患侧阳白、承泣、牵正、颊车、地仓、下关、迎香，使用毫针，颊车透地仓，下关透迎香，阳白透鱼腰、牵正、太阳、攒竹、印堂等，并运用滞针手法；若畏寒怕冷，则加用火针；若舌强语謇，可加用锋勾针勾刺天柱、大椎、哑门、风府、风池、脑空、承光、通天，并可配承灵、百会、隐白、三阳络等。另外，对后遗症患者还需要加用磁圆针重叩健侧风池、风府。以上治疗均隔日1次，疗程则根据病情的轻重不同而长短不一。

病案

患者，女，53岁。右半身不遂2日。发病当日即送当地医院就诊，诊为脑血栓形成。次日前来求治，来时被人抬入病房。检查：右腿抬举不能，右手臂伸举困难，卧位可抬至腹部，轻度语言不利。遂给予治疗，梅花针重叩健侧头三阳经及患侧十二皮部、井穴，叩后右腿即能抬至60°，手臂也觉有力了。再加毫针，取风池、印堂、太阳、承泣、外关、合谷、后溪、血海、阳陵泉、足三里、公孙、十二井穴。照此治疗，隔日1次，治疗3次后，患者即可下床行走，再针3次，患者已基本痊愈，只感肩腰部酸困怕冷，又局部加火针2次，症状消失，已如常人。

参考文献

[1] 吴勉华，石岩．中医内科学[M]．5版．北京：中国中医药出版社，2021．

[2] 石学敏．针灸学[M]．2版．北京：中国中医药出版社，2007．

[3] 夏玉卿．电热针临床应用指南[M]．北京：中国中医药出版社，2009．

[4] 王启才．针灸治疗学[M]．北京：中国中医药出版社，2017．

[5] 焦顺发．焦顺发头针[M]．北京：中国中医药出版社，2019．

[6] 吴杞，欧阳颀．图解耳穴疗法[M]．北京：人民军医出版社，2007．

[7] 薄智云．腹针疗法[M]．北京：中国中医药出版社，2012．

[8] 邵妍，崔聪，康健，等．中医康复技术操作规范·眼针带针康复疗法[J]．康复学报，2022，32(6)：477-481，501．

[9] 王富春，高颖．中国手针疗法[M]．北京：科学技术文献出版社，2005．

[10] 袁成凯．皮内针疗法技术操作规范标准研究[D]．成都：成都中医药大学，2008．

[11] 贺普仁．针灸三通法操作图解[M]．北京：科学技术文献出版社，2006．

[12] 郭长青，卢婧．实用芒针疗法[M]．北京：化学工业出版社，2009．

[13] 陆健，杨东方．埋线针疗学[M]．长春：吉林科学技术出版社，2004．

[14] 石学敏．"醒脑开窍"针刺法治疗脑卒中[J]．中国临床康复，2003(7)：1057-1058．

[15] 彭增福．靳三针疗法[M]．上海：上海科学技术文献出版社，2000．

[16] 王永炎，严世芸．实用中医内科学[M]．2版．上海：上海科学技术出版社，2010．

[17] 田金洲．王永炎院士查房实录[M]．北京：人民卫生出版社，2015．